한 평생 온 가족 건강을 위하여

뇌졸중
예방과 치료법

현대건강연구회편

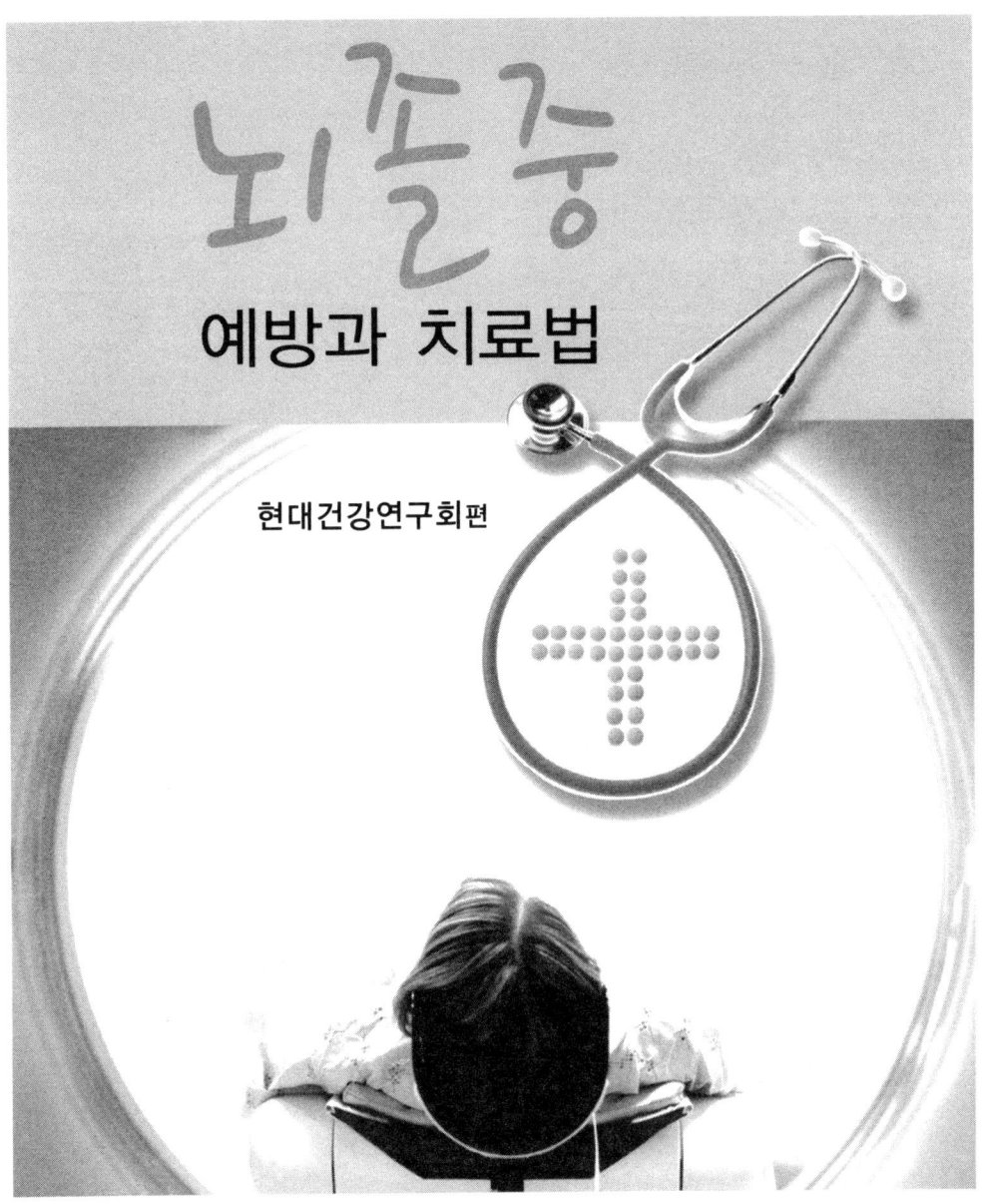

太乙出版社

머 리 말

일반적인 사람들을 위한 고민 상담 등 신문에서 그 정도의 글밖에 써본 일이 없는 내게 누구나 쉽게 이해할 수 있는 뇌졸중의 예방과 치료책을 쓰지 않겠느냐는 제안이 날아든 것은 지금부터 4년 전의 일이었다.

한참 망설이던 내가 결심을 굳힌 것은, 실제로 의사(醫師)를 꺼리는 나 자신이나 병원에서조차 병명을 상세히 듣지 못했다거나 무얼 위한 검사인지 어떤 치료인지도 알지 못해 불안했다는 등의 이야기를 듣고 그런 사람들을 위해 도움이 될 수 있는 책을 써 주기 바란다는 주부인 동료 회사 담당자의 간곡한 부탁을 받고서이다.

막상 맡은 일을 하자니 지지부진했다. 3년 전 이른 봄, 80세를 넘은 양친을 모시고 E시의 호텔에 숙박했을 때가 이 원고를 처음 손댔던 때였다. 그곳의 여주인도 가벼운 뇌졸중에 걸렸었는데 정상적으로 회복되었던 사람이었다. 그 여주인이나 귀중한 자신의 체험담을 보내 주신 환자분들의 도움으로 조금씩 써 모은 것이 이 책이다.

제2차 대전 후 맹위를 떨쳤던 결핵이 항결핵 약에 의해 현저히 감소된 후, 몇 년전까지만 해도 뇌졸중이 제일 높은 사망률을 차지하고 있었다. 최근 그 치료나 예방법이 점점 더 발달되어 악성 종양(암)이나 심장병보다 사망률이 낮아지게 된 것은 국가 치료 종사자의 노력도 매우 컸지만, 국민 모두가 상당한 의학적 지식을 가지게 된 것도 그 실례이다.

그러나 사망률의 저하에도 불구하고 뇌졸중의 발병률은 그렇게 적다고는 볼 수 없다. 몸져 누운 노인이나 뇌졸중 후유증으로 인한 치매의 문제 또는 활발히 일하는 한 집의 가장이 쓰러져 비참해지는 상황 등등 아직까지는 커다란 사회 문제로 남아 있다.

 대학병원에서는 항상 환자들로 가득차 의사는 한 사람 한 사람의 환자에게 충분한 진료를 할 시간이 부족하여, 정확한 검사가 제대로 이루어질 수 없는 상황이다.

 이 책은 환자나 그 가족들에게 조금이나마 상식적인 도움이 되어, 만약 어떤 사람이 갑자기 뇌졸중 발작을 일으켰을 때, 응급 처치를 할 수 있을 정도로 보탬이 될 수 있었으면 한다.

뇌졸중의 예방과 치료법
차 례

□머리말 ·· 5

제1장 / 뇌졸중(腦卒中)을 극복한 사람들

사례① / 뇌경색(뇌혈전증)을 리허빌리테이션 약물 요법 투지로 극복(N회사 사장 K씨 / 74세) ············ 20
□바지를 입을 수 없다 ·· 20
□3일째부터 리허빌리테이션 개시 ······························ 20
□감정의 기복이 격해졌다 ·· 21
□전문가의 견해 ··· 21

사례② / 뇌출혈, 심근경색을 의사의 주의를 지켜 극복을 (대학 교수 L씨 / 62세) ·· 22
□하지(下脂)의 마비에서 가벼운 뇌출혈을 앓 ·············· 22
□1개월 후에 퇴원 ·· 23
□출장 전, 서독에서 심근경색으로 ···························· 23
□귀국 후 재입원, 의사의 지도를 받아 차도가 ············ 23
□전문가의 견해 ··· 24

사례③ / 눈의 이상으로 뇌졸중을 사전에 캐치

(전기메이커 사장 P씨 / 78세) ·· *24*
☐ 눈이 갑자기 보이지 않게 된 일이 있다 ································ *24*
☐ 뇌졸중의 전조라 말함 ·· *25*
☐ 약물요법을 택해서 ·· *25*
☐ 전문가의 견해 ··· *25*

사례④ / 기병(모야모야병)으로 쓰러져 7개월 후에 복귀

(방송국 국장 C씨 / 50세) ··· *26*
☐ 두통과 구역질을 자각 뒤 그대로 의식 불명으로 ················· *26*
☐ CT와 뇌혈관 촬영으로 모야모야병이라 진단받음 ················ *27*
☐ 3주일 후 정도부터 의식이 확실해 오다 ······························ *27*
☐ 발작 후 7개월이 지나 다시 사회로 ······································ *27*
☐ 전문가의 견해 ··· *28*

제2장 / 뇌졸중으로 쓰러졌을 때의 응급처치

뇌졸중 발작이 일어나면 ··· *30*
☐ 관찰의 포인트는 ·· *31*

구급차나 의사에게의 연락 포인트 ·· *32*
☐ 구급차의 의뢰 방법 ·· *32*

구급차가 오기까지 ·· *33*
　□목욕탕이나 화장실에서 쓰러졌을 때는 ·· *33*
　□체위는 얼굴을 위로 향하게 하거나 마비된 쪽을 위로 하도록 ········ *34*
　□목이 어느 쪽으론가 구부러져 있으면 ·· *35*
　□이를 악물거나 경련 발작이 있을 때 ·· *36*
　□대소변을 봤을 때는 ·· *36*

구급차나 의사가 오기까지(환자의 의식이 있을 때) ········· *37*
　□무리하게 걷게해 이동하지 않는다 ·· *37*
　□흥분한 때에는 ·· *38*

의식이 있을 때나 없을 때나 주의해야 할 일 ···················· *38*

구급차나 의사를 기다리는 동안 메모해 둘 일 ···················· *39*
　□환자의 상태에 대해 ·· *39*
　□가족에게 연락을 한다 ·· *40*

제3장 / 뇌졸중은 예방할 수 있다

뇌졸중은 어떤 병인가 ·· *42*
　뇌졸중은 이렇게 무서운 병 ·· *42*
　1000년이나 전부터 알려져 있던 뇌졸중 ·· *43*

의사 사이에서 잘 사용되는 '아포'라는 말 ·············· *44*
모양이 바뀐 뇌졸중 ······································· *44*
　□사인(死因)은 3위가 되었지만 유병률은 줄지 않는다 ········ *44*
　□뇌출혈이 줄고 뇌경색이 늘고 있다 ························· *44*
　□겨울과 여름의 병이 일년 중의 병으로 ······················ *45*
뇌졸중이란 ·· *45*
　□혈관이 파손되는 경우와, 막히는 경우가 있다 ··············· *46*
　□증상은 침범된 부위에 따라 여러 가지 ······················ *46*
　□주요한 원인은 고혈압과 동맥경화 ·························· *47*
　□뇌졸중이라 해도 여러 가지 병이 있는지 ···················· *49*

지금 뇌졸중의 최고는 '뇌경색' ···················· *49*
　□뇌경색과 뇌연화(腦軟化)는 같다 ··························· *51*
　□뇌혈전증과 뇌색전증 ······································ *53*
　□동맥경화가 진행되어 혈관이 막히는 뇌혈전증 ··············· *53*
　□심장에서의 혈괴 등으로 혈관이 막히는 뇌색전증 ············ *54*
　□그 밖의 이유에 의할 때 ··································· *54*

일과성 뇌허혈 발작(TIA) ··························· *54*
　□증상이 24시간 이내에 없어지는 뇌졸중 ····················· *54*
　□고려될 수 있는 원인은 ···································· *55*
　□경시할 수 없는 TIA ······································ *55*

뇌출혈(腦出血) ·· 56
- □ 주요 원인은 고혈압 ··· 57
- □ 출혈 장소에 따라 여러 가지 ······························ 57

지주 막하 출혈 ·· 57
- □ 원인은 동맥류의 파열이 가장 많다 ··················· 58
- □ 주요 증상은 갑자기 일어나는 심한 두통 ············ 58
- □ 곧 병원으로, 그리고 검사를 ······························ 59
- **그 밖의 뇌혈관 장애** ·· 59

이런 사람이 뇌졸중이 되기 쉽다 ····················· 60
- **뇌졸중 발생 인자에는 어떤 것이 있는가** ·············· 60
- **고혈압은 위험 인자 넘버원** ································ 61
- **콜레스테롤과 중성 지방** ···································· 62
- **당뇨병이나 심장병이 있는 사람** ·························· 64
- **비만한 사람** ·· 65
- **담배** ··· 66
- **술, 알콜** ··· 67
- **그 밖의 위험한 요인** ·· 68
  - □ 혈중 요소치가 높은 사람 ································ 68
  - □ 다혈증, 탈수 ··· 70
  - □ 피브리노겐의 증가 ··· 70
  - □ 경구 피임약을 먹고 있는 사람 ························ 71

뇌졸중은 이런 때 일어나기 쉽다 ·········· 72
배변, 재채기 ·········· 72
스트레스, 과로 ·········· 75
목 욕 ·········· 76
성 생활 ·········· 78
그 밖에 ·········· 78

아이들이나 젊은 사람에게도 일어나는 뇌졸중 ·········· 79
젊은 사람의 뇌졸중 발생률도 증가 추세 ·········· 79
모야모야병(윌리스 동맥륜 폐색증) ·········· 80
　□증상의 특징 ·········· 81
　□뇌경색과 같은 증상이 나타나는 것은 ·········· 81
　□P시에서 온 환자의 예 ·········· 83
　□어른에게도 일어나는 모야모야병 ·········· 83
　□후유증은? 수술은? ·········· 83
연필 외상(外傷)에 의한 내경동맥 폐색증 ·········· 84
　□처음 발표한 연필 외상 ·········· 84
　□연필로 목을 깊이 찌르다 ·········· 85
　□다음날 갑자기 왼쪽 손발에 마비가 ·········· 85
　□혈관 촬영에서도 혈관이 막혀있는 것을 알았다 ·········· 86

뇌졸중은 이렇게 예방한다 ·········· 87
다시 한 번 뇌졸중의 원인을 생각한다 ·········· 87

뇌졸중 예방은 먼저 혈압의 콘트롤에서 ······ 88
- □ 고혈압 예비군은 이런 것에 주의를 ······ 89
- □ 염분은 하루 10g 이하로 ······ 90
- □ 적절한 운동과 휴식 ······ 91
- □ 약을 사용한 혈압 관리 ······ 91
- □ 무서운 것은 약을 지시대로 먹지 않는 일 ······ 93
- □ 2주일~1개월에 한 번은 병원을 찾아와 진찰 받는다 ······ 94

심장병이 있을 때, 심전도에 이상이 있을 때 ······ 95
- □ 심장병이 원인으로 일어나는 뇌졸중의 예방 ······ 96

뇌졸중이 되기 쉬운 병이 있을 때 ······ 98
- □ 고지혈증이 있을 때 ······ 98
- □ 당뇨병, 고혈당이 있을 때 ······ 100
- □ 고뇨산혈증이 있을 때, 혈액 속의 요소가 높을 때 ······ 102
- □ 고(高)피브리노겐 혈증, 다혈증일 때 ······ 103

살찐 사람 ······ 103
- □ 비만 판정표의 이용 방법 ······ 103
- □ 살찔 경향, 살찐 사람은 ······ 106

뇌졸중의 전조를 알아 두려면 ······ 107
- □ 뇌경색의 전조 ······ 107
- □ 뇌출혈의 전조 ······ 107
- □ 지주막하출혈의 전조 ······ 107

뇌졸중은 예방할 수 있다 ······ 109
- □ 뇌출혈의 예방 ······ 109

| □뇌경색이나 일과성 뇌허혈 발작의 예방 | 110 |

제4장 / 뇌졸중이라 밝혀지면

뇌경색(혈전증·색전증)이라 하면 ... 112
전조와 증상의 특징 ... 112
□일과성 뇌허혈 발작 증상이 뇌경색의 전조 ... 112
증상은 서서히 나타나는 경우와 급하게 나타나는 경우가 있다 ... 113
증상은 부위, 크기, 막힌 정도에서 틀리다 ... 114
뇌경동맥이 막히면 ... 114
□증상이 없을 때 ... 114
□편마비, 감각 장애 등이 나타날 때 ... 116
중대(中大) 뇌동맥이 막히면 ... 117
전대(前大) 뇌동맥이 막히면 ... 118
후대(後大) 뇌동맥이 막히면 ... 119
뇌간부 동맥(뇌저동맥)이 막히면 ... 119
□우위뇌반구와 실어증 ... 120
병의 경과와 치료 ... 121
□뇌부종의 치료 ... 122
□급성기에는 혈압은 원칙적으로 내리지 않는다 ... 123
□발병 후 3~4일 되면 ... 123
□만성기에 들어가면 ... 124
뇌경색에 수술은 유용한가 ... 125
재발 예방과 후유증 ... 126

일과성 뇌허혈 발작(TIA)이라 불리면 ······················· 128
가장 가벼운 뇌졸중 ··· 128
TIA의 치료는 먼저 혈소판 응집 조지약 ······················· 128
혈소판 응지 조지약이 효과가 없을 때 ························· 130
TIA 치료의 일반적 주의 ··· 131

뇌출혈이라 밝혀지면 ··· 131
출혈하기 쉬운 장소와 나타나는 증상 ··························· 131
가장 많은 피각출혈(被閣出血), 시상출혈(視床出血) ······ 131
고혈압 이외에서도 일어나는 피질하 출혈(皮質下出血) ···· 134
중독인 증상이 나타나는 뇌간 출혈(교출혈) ················ 135
  □교출혈과 감금 증후군 ··· 136
조기 수술이 필요한 것도 있는 소뇌(小腦) 출혈 ·········· 137
병의 경과와 내과적 치료 ··· 138
  □발증 직후의 고혈압 대책과 뇌부종 대책 ··············· 138
  □발증 1개월 정도까지의 주의 ···································· 139
  □만성기에 들어가면 ··· 139
수술이 필요한 때 ··· 140
  □피각 출혈인 경우 ··· 140
  □소뇌 출혈인 경우 ··· 140
  □피질하 출혈인 경우 ··· 141
그 밖의 경우 ··· 141
재발 예방과 후유증 ··· 141

지주막하 출혈이라 밝혀지면 142
전조와 증상의 특징 143
- □ 전조는 없지만 143
- □ 심한 두통 144
- □ 의식 장애는 일시적인 것이 많다 144
동맥류와 뇌동정맥 기형 144
- □ 지주막하 출혈의 주요 원인은 동맥류의 파열 144
- □ 선천적인 뇌동정맥 기형 146
빨리 검사를 해 원인을 확인한다 147
- □ 병의 경과, 후유증과 치료 147

검사의 여러 가지 148
먼저 구명(究明)을 위한 체크 148
- □ 전신 상태의 체크 149
- □ 의식의 정도, 눈동자(동공)의 상태를 본다 149
- □ 마비의 유무를 발견했으면 151
CT 스캔으로 무엇을 알 수 있는가 152
CT 외에 필요한 검사는 155
혈관 촬영은 어느 때 하는가 156
뇌혈류나 대사를 조사하는 검사 157
최근의 진보 MRI(핵자기 공명 영상) 158
뇌파나 수액 검사는 시기 늦음? 161
지능 검사도 때로는 필요 161

검사에 대한 환자와 가족의 마음의 준비 ········· 163
- □ 미리 멘탈 시험 ········· 163
- □ 하세가와식 노인 치매 진단 스케일 ········· 164

뇌졸중은 이렇게 치료되고 있다 ········· 164
긴급 처치로써 행해지는 것 ········· 165
- □ 먼저 기도의 확보부터 ········· 165
- □ 혈압은 너무 높아도, 너무 낮아도 위험 ········· 165
- □ 소변이 나오지 않게 될 때는 ········· 166
- □ 열이 나면 ········· 166
- □ 뇌부종을 없애기 위해 ········· 167
- □ 기타 긴급 치료 ········· 167

내과적 치료(약물 요법) ········· 167
- □ 급성기 약물 요법 ········· 167
- □ 만성기에 들어가고 나서의 약물 요법 ········· 169
- □ 뇌 순환 개선제 ········· 169

외과적 치료(수술 요법) ········· 169
합병증에 대한 치료 ········· 171

리허빌리테이션은 중요한 치료의 하나 ········· 172
리허빌리테이션은 발병 직후부터 ········· 172
가족은 전문의의 지시에 따른다 ········· 174
무엇보다 필요한 것은 자기자신의 노력 ········· 175

손발을 바른 위치로 유지한다 ·· 175
체위 교환이나 타동 운동(他動運動)은 충실하게 ······················ 177
보행 훈련은 ··· 181
실어증(失語症)의 언어요법 ··· 182
드디어 퇴원 ·· 184

퇴원 후 가족의 마음가짐과 외래 통원상 주의 ·················· 185
친절하게, 그리고 엄하게 ··· 185
퇴원 후의 식사 관리 ·· 185
일상 생활상의 주의 ··· 189
약 복용의 주의 ··· 189
사회 복귀의 목표 ·· 191

제5장 / 문답으로 알아보는 뇌졸중의 상식

뇌줄중의 걱정 ··· 194
혈압의 불안 ·· 200
혈압의 약 ··· 204
리허빌리테이션 ··· 208
뇌졸중 검사 ·· 210
의사의 선택법, 병원을 고르는 법 ······································ 213

제1장

뇌졸중(腦卒中)을 극복한 사람들

―환자의 체험담을 통해서 본 전문가의 견해

사례1

뇌경색(뇌혈전증)을
리허빌리테이션(rehabilitation)
약물 요법 투지로 극복

N회사 사장 K씨(74세)

□바지를 입을 수 없다

잊을 수도 없는 1988년 3월, 동남아시아 열흘간의 여행을 마치고 귀국한 다음해의 일이었습니다.

바지를 입으려고 했는데, 왼발이 바지에 잘 들어가지 않았습니다. 가까운 병원으로 달려갔더니 급히 입원하라고 해서 일의 중대함을 처음 알았습니다만 그날 중으로 점점 왼발을 움직이지 못하게 되었고, 조금 후에는 왼손마저 움직이기 힘들게 되어 버렸습니다.

친구인 의사와 상담했을 때 S대학 병원을 소개 받아 곧 병원을 옮겼습니다. 그리고 즉시 점적(點滴) 주사 등의 치료가 개시되었습니다. 이 점적은 나중에 알고 보니 뇌의 부종을 떼는 약이었습니다.

□3일째부터 리허빌리테이션 개시

3일째부터는 침대 위에서 마사지나 가벼운 운동이 시작되었고 며칠 후부터는 매일 휠체어로 리허빌리테이션실로 가서 서는 연습 평행봉을 사용한 보행 훈련 등을 받았습니다.

침대 위에서의 발의 위치에 대한 주의를 잘 지켰으므로 첨족(尖足)이 되지 않았습니다. 그리고 리허빌리테이션으로 방지했기 때문이라고 생각합니다만 한때 완전히 움직일 수 없었던 손발도 약 2개월 후 퇴원 때에는 지팡이를 짚고 100m 정도 걸을 수 있게 되고 손도 옆에서 보조해 주면 일시적인 움직임은 가능하게 되었습니다.

약 2개월의 입원 치료 후, O시 온천 병원으로 옮겨 대학 병원에서 처방된 약을 복용하면서 3개월간 리허빌리테이션을 계속했으며, 현재는 리허빌리테이션 센터에 주 1~2회 다니고 리허빌리테이션을 계속하면서 매달 한 번씩 대학 병원에서 진찰을 받으며 회복 상태 등을 체크하고 있습니다.

일상 생활도 예전과 다름없는 생활로 돌아와 주 1회 정도 먼 거리에 있는 책방을 들려 보는 일도 허락받을 수 있게 되었습니다.

☐ 감정의 기복이 격해졌다

이 병으로 인해 나는 잘 감동하게 된 것인지 감수성이 상당히 예민해진 느낌이 듭니다. 슬픈 일은 물론이지만 남의 미담을 들어도 눈물이 나고 때로는 자신의 병을 생각하며 눈물을 흘리는 일도 있습니다.

그런 때에는 외국에서 발병하지 않았던 것, 오른손과 오른발에 마비가 오지 않았던 것, 입을 충분히 사용할 수 있는 것 등등을 신의 은혜라고 스스로 타이르며 감사하는 마음으로 자신을 북돋우고 있습니다.

언제나 애써 주위 사람들에게 웃는 얼굴로 인사하고 이야기를 걸고 리허빌리테이션 중에도 농담을 하고 다른 사람을 칭찬하고 격려하고 있기 때문에, 남들은 내가 근본이 밝은 성격의 인간이라고 생각하고 있는 듯합니다. 그러나 이런 생활은 스스로 극복하기 위한 노력일 뿐입니다.

☐ 전문가의 견해

K씨의 병은 단계적으로 마비가 진행되는 전형적인 뇌혈전증이며, 검사

에서도 그 진단이 확인되었습니다. 해외 여행에서 돌아와 귀국 직후에 발작이 일어났습니다만 그런 과도한 긴장과 피로 뒤에 뇌졸중이 일어나는 일이 종종 있습니다.

병의 정도에서는 중등 정도입니다만 고령에도 불구하고 훌륭한 투지로 병에 대항하고 우리들의 어드바이스에도 귀를 기울여 리허빌리테이션으로 힘쓴 결과, 한때 마비된 손발도 회복하고 지팡이를 짚는 것만으로 멀리까지 다닐 수 있을 정도까지 되었습니다.

현재는 혈압의 조절과 혈전을 막는 약을 복용하고 있습니다. 만일 뇌졸중의 발작이 일어나도 K씨와 같은 의지로 병을 극복해 주십시오.

사례2

뇌출혈, 심근경색을 의사의 주의를 지켜 극복을

대학 교수 L씨(62세)

□하지(下肢)의 마비에서 가벼운 뇌출혈을 앎

수년전부터 의사에게 고혈압과 당뇨병을 충고받았습니다만 바쁜 것을 이유로 아무것도 치료하지 못했습니다. 그러던 1980년 5월 어느날, 아침에 일어났는데 오른쪽 하지에 마비가 온 듯 마취에 걸린 느낌이 들었습니다. 저녁때에도 똑같고 다음날 아침에는 입욕해서도 우반신(右半身)은 목욕탕의 온도를 알 수 없었고 세안을 해도 우안면(右顔面)의 감각이 둔한 것을 느꼈습니다.

손발을 움직일 수는 있었습니다만 걱정이 되어서 즉시 단골 의사에게 상담한 뒤 소개를 받아 대학 병원에 입원했습니다. 그리고 검사 결과, 가벼운 뇌출혈이란 걸 알았습니다.

□1개월 후에 퇴원

다행히 운동 마비가 거의 없었으므로 혈압 조절과 당뇨병, 그 외의 합병증의 치료를 받고 약 1개월 후에 걸어서 퇴원할 수 있었습니다. 그후 정기적으로 병원에 가서 혈압을 체크하고 약을 받아 먹고 있습니다. 발의 저린 느낌은 조금씩 종종 있었고 추운 날에는 특히 강하게 느껴졌습니다.

□출장 전 서독에서 심근경색으로

1987년 뇌출혈 일도 서서히 잊어가 병원 진단도 별소식이 없게 되었던 때, 급히 달리면 가슴이 아픈 일이 자주 있었습니다. 또 어디가 나쁜 걸까 하고 마음에 두면서도 방치하고 있었습니다. 그런데 10월 16일 서독 출장을 가서 골프를 즐기고 있을 때 돌연 강한 흉통을 느꼈고 진찰받아 보니 심근경색이라 하여 그곳에서 입원 치료를 받았습니다.

□귀국 후 재입원, 의사의 지도를 받아 차도가

약 1개월간 서독에서 치료를 받고 11월 23일에 겨우 귀국이 가능해 재입원하여 여러 가지로 도움을 받게 되었습니다. 의사의 지시를 정확히 지키고 정기적으로 체크를 받는 일의 중요함을 몸으로 느껴 알고 있었으므로 의사의 지도는 반드시 지키며 노력하고 있습니다.

현재는 통원 치료를 하며 강심약과 뇌대사 부활약을 복용하고 있습니다만 골프를 시작해도 좋다는 허락도 받아 코스에 나가는 것을 즐거워하고 있습니다.

□ **전문가의 견해**

L씨가 최초로 발병했던 것은 왼쪽의 피각(被殼)이라는 부위에 일어난 뇌출혈이었습니다. 피각은 대뇌 중에서 출혈이 가장 잘 일어나는 장소입니다만 다행히 중요한 부위에서 조금 떨어진 외측이었던 점과 직경이 3cm 정도의 비교적 작은 출혈이었기 때문에 증상은 가벼웠습니다.

그러나 나중에 심근경색으로 회복도 어려울 정도였습니다. 뇌졸중을 그럭저럭 벗어나도 합병증 또는 우발증으로 병상이 악화되는 일이 많은 것도 이 병의 특징의 하나이므로 주의가 필요합니다. 아무튼 퇴원 후의 정기적인 체크는 반드시 받아야 합니다.

L씨는 이제는 골프도 할 수 있을 정도로 상태가 호전되었고, 노력의 결과 핸디캡이 발병 전보다 좋아졌습니다.

사례3

눈의 이상으로 뇌졸중을 사전에 캐치

전기메이커 사장 P씨(78세)

□ **눈이 갑자기 보이지 않게 된 일이 있다**

그때까지는 항상 건강하고 어디에도 이상이 없고 골프로 원라운드 이상을 돌아도 거의 피로를 느끼지 않았습니다만 지금부터 5년 전 쯤부터 오른쪽 눈이 갑자기 몇 초에서 몇 분 정도 보이지 않는 일이 자주 있음을 알게 되었습니다. 일을 하고 있을 때나 책을 읽고 있을 때 등 무언가를 하고 있을 때 갑자기 오른쪽 눈이 보이지 않는 것입니다.

눈을 몇 초 또는 몇 분 정도 비비면 또 다시 원래대로 보이게 됩니다. 처음에는 눈에 먼지라도 들어갔나, 아니면 백내장의 시작일지도 모른다는 정도로 느낄 수 밖에 없었습니다만 생각해 보니 한달에 1~2회는 이런 상태가 찾아 왔습니다.

막내딸 남편이 의사라서 고민 끝에 이 일을 이야기해 보았습니다.

□ 뇌졸중의 전조라 말함

진단 결과는 오른쪽 경부(頸部)의 혈관이 동맥경화로 좁아져 그 부분에서 작은 혈괴(血塊)가 눈의 동맥으로 흘러서 일시적으로 혈류(血流)를 차단하기 때문에 눈이 보이지 않게 된다는 것이었습니다. 이것이 잘못 뇌의 혈관 쪽으로 가서 혈류를 차단하면 뇌경색이 된다는 것입니다. 정밀 검사를 받았습니다만 역시 처음 진단대로였으므로 치료를 받게 되었습니다.

□ 약물 요법을 택해서

수술을 받는 사람도 있다고 합니다만 나는 여러 가지로 고민한 끝에 연령과 그 밖의 것을 고려해 약물 요법을 선택했습니다.

그 후, 혈압, 콜레스테롤치, 심전도와 간기능 검사 등을 정기적으로 받으면서 혈액을 다소 굳지 않게 하는 약(혈소판 응집 조지약)을 계속 마시고 있습니다.

그 중에는 그래도 간경색을 일으키는 불행한 사람도 있다고 하지만 내 경우는 다행히 지금까지의 눈의 증상도 완전히 회복되었고 일도, 일상 생활도 즐겁고 충실하게 하루하루를 보내고 있습니다.

□ 전문가의 견해

P씨의 눈의 증상은 내경동맥(內頸動脈), 뇌로 가는 가장 중요한 혈관의 일부가 동맥 경화에 의해 가늘어져 혈액의 흐름이 자연스럽지 않는 것이 원인입니다.

마치 해안 일부에 쑥 나온 곳이 있으면 거기로 흘러 온 쓰레기 같은 것이 쌓여 흐름이 정체되는 것과 같이, 그 장소에는 혈소판이나 혈액 중의 먼지 같은 것이 쉽게 모입니다.

그리고 그 일부가 벗겨져 뇌쪽으로 흘러 좁은 혈관에 채워져 버리면 뇌경색(뇌색전증)이 일어나지만 적은 뭉치로 가득차 막히면 곧 녹으므로 또 혈액이 잘 흐르게 됩니다. 이것을 일과성 뇌허혈(一過性腦虛血) 발작이라 부르고 있습니다.

이 환자분은 눈 동맥에 이 일과성 뇌허혈 발작이 빈번히 일어난 것입니다. 이것은 뇌경색의 확실한 전조입니다. 다행히 약 효과가 있어 이 발작은 현재 완전히 멈추었지만 이후로도 충분한 주의가 필요합니다.

사례4

기병(모야모야병)으로 쓰러져 7개월 후에 복귀

방송국 국장 C씨(50세)

□두통과 구역질을 자각한 뒤 그대로 의식불명으로

1970년경부터 고혈압으로 식사 그외의 주의는 받고 있었습니다만 바쁜 채 특별히 신경쓰지 않고 매일 일에 쫓기고 있었습니다.

1976년 9월의 어느 날 아침, 두통과 구역질로 눈을 떴습니다. 화장실에

간 것까지는 기억하고 있습니다만 그리고 나서는 전혀 기억이 없습니다. 화장실에서 의식을 잃고 왼쪽 손과 발을 완전히 움직일 수 없었다고 합니다.

□CT와 뇌혈관 촬영으로 모야모야병이라 진단받음

가까운 구급 병원으로 옮겨져 CT 그 외의 검사를 받고 뇌 안에 출혈이 있음을 알았습니다.

게다가 뇌혈관 촬영 검사로 뇌의 혈관 일부가 막혀 있기 때문에 바이패스와 같은 새로운 혈관이 많이 사진에 비쳐지고 세상에서 흔히 '모야모야병'이라 불리는 병이라는 것, 아마 그 바이패스의 일부가 잘려졌기 때문에 출혈한 것이라고 들었습니다.

□3주일 후 정도부터 의식이 확실해 오다

회복하는 도중의 일을 거의 기억하지 못합니다. 의식이 회복되었다고 보인 후에도 심한 건망증으로 특히 시간이나 장소에 관한 일이 뒤죽박죽이 되었습니다.

단지 기억하고 있는 것은 두통이 있었다는 정도였을까요? 3주일 정도 지나고 나서 조금씩 알 수 있었던 것 같습니다.

□발작 후 7개월이 지나 다시 사회로

다행히 손발의 마비는 가벼워 70일째에 퇴원했습니다만 집에서도 보행 연습을 반복해 열심히 리허빌리테이션에 힘썼습니다.

처음에는 잘 걸을 수 없었습니다만 7개월 후부터는 의사의 허락도 있어 사회에 나가 일을 하고 있습니다. 회사로 가는 전철 속에서도 한쪽 다리로 서 있기 몇 분간을 계속하고 내 나름대로 상당히 노력했습니다.

지금은 회사의 진료실을 1~2주에 한번 정도 가서 혈압과 그외의 체크를 받고 과로하거나 무리를 하지 않도록 주의를 기울이고 있습니다.

□**전문가의 견해**

모야모야병이라는 것은 정식으로는 '윌리스 동맥륜 폐색증'이라고 불리는 뇌혈관 장애의 하나로 동양인에게 많은 이상한 병입니다. C씨는 아마 취학 전인 어릴 때부터 이 병을 가지고 있었다고 생각됩니다.

하모니카를 불거나 화가 나 울고 난 뒤 어린이의 경풍 같은 형태로 의식을 잃어 경련을 일으키기도 해 정신이 드는 일도 있습니다. 저항이 약한 바이패스의 혈관은 끊기고 막히기 쉽고 그 때문에 병이 발병되는 일도 있습니다.

C씨는 출혈 후 정말로 말끔히 회복되었습니다만 원래 병은 그대로 뇌에 남아 있습니다. 본인도 그것은 잘 알고 있으므로 일상 생활에 상당히 주의를 기울이고 주위나 가족분도 필요 이상으로 주의를 기울이고 있는 점이 다소 두드러집니다.

그러나 현재 병은 정착해 있으니까 투지를 가지고 새로운 일에도 도전할 수 있기를 바랍니다.

제2장

뇌졸중으로 쓰러졌을 때의 응급처치
―의사가 오기까지 무엇을 하면 좋을까?

뇌졸중 발작이 일어나면

1. 의복을 풀고 조용히 눕게 한다
2. 환자의 모습을 침착하게 관찰한다

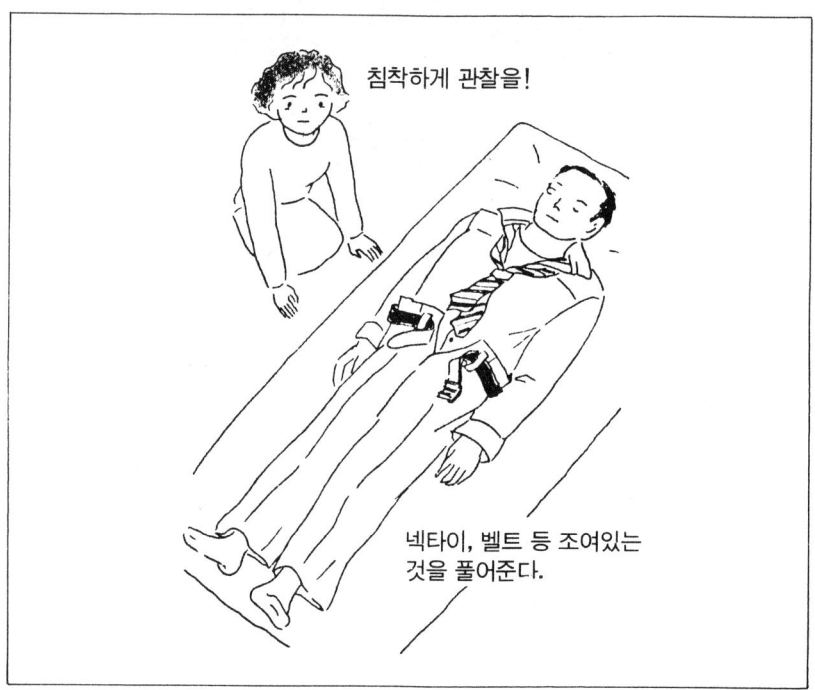

침착하게 관찰을!

넥타이, 벨트 등 조여있는 것을 풀어준다.

　뇌졸중 발작은 여러 가지 형태를 취해 돌연 일어납니다. 그러나 대부분의 경우에는 의식이 없어지고 입을 움직일 수 없게 되고 손발을 움직일 수 없게 됩니다. 발작을 일으켜 쓰러지면 가족이나 주위에 있는 사람은 깜짝 놀라 어찌할 바를 모릅니다만 당황하지 말고 침착하게 벨트나 넥타이 등 조여져 있는 것을 풀고 환자의 모습을 관찰해 의사나 구급차로 연락합니다.

□ 관찰의 포인트는……

• 의식은 확실한가?
· 부름에 대답하는가?
· 소리나는 쪽을 보는가?
· 꼬집으면 반응하는가?

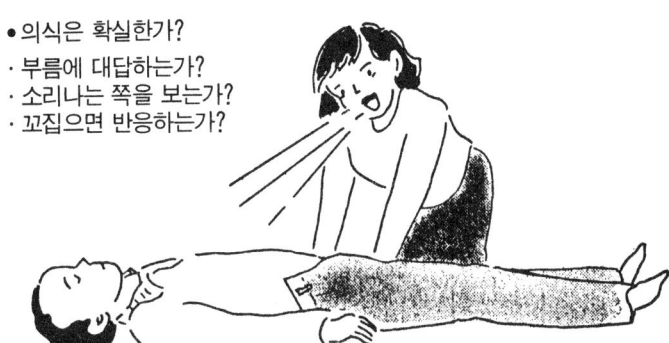

• 다소 의식이 있으면
· 손발은 움직이는가?
· 혀는 꼬부라지지 않는가?
· 머리가 아프다고 하지 않는가?
· 구역질은 없는가?
· 호흡의 상태는 어떤가?

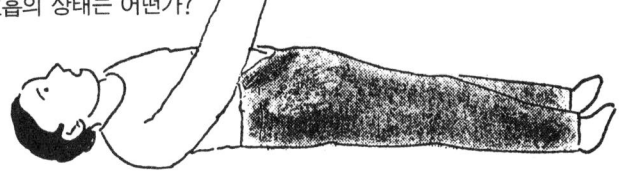

• 호흡의 상태는 어떠한가?

· 보통인가?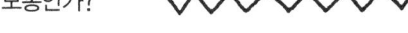

· 빠른가?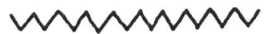

· 불규칙한가?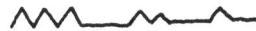

구급차나 의사에게의 연락 포인트

단골 의사에게 연락이 불가능할 때는 구급차에 곧 연락합니다.

☐ 구급차의 의뢰 방법

① 국번없이 119번

② 주소, 성명, 현재 위치를 상세히

×동 ×번지입니다. 어느 코너에서 어떻게 들어옵니다 등 표적이 되는 것을 확실하게 전합니다.

③ 환자의 연령 성별

○세의 ○성입니다.

④ 쓰러졌을 때의 상황

어디에서 무엇을 하고 있을 때 발작이 일어났는가, 갑자기인가, 서서히 일어났는가, 이전에 같은 일이 없었는가? 등등.

⑤ 의식, 호흡, 마비 등의 상태

⑥ 구급차가 도착하기까지 무엇을 해두면 좋은가 지시를 받는다.

구급차가 오기까지
―― 환자의 의식이 없을 때

□목욕탕이나 화장실에서 쓰러졌을 때는……
환자를 이동할 때는 담요나 매트에 눕혀 옮깁니다.

쓰러진 장소가 화장실이나 목욕탕 문밖과 같이 좁은 위치에 불편할 때는 담요나 매트를 가지고와 될 수 있는 한 조심스럽게 조용히 담요에 눕히고 넓고 편리한 장소로 옮깁니다. 구급차에 연락한 후로 충분합니다.

담요로 옮길 때의 주의

머리를 가능한 한 움직이지 않게, 목은 앞으로 구부러지지 않게 주의합니다.

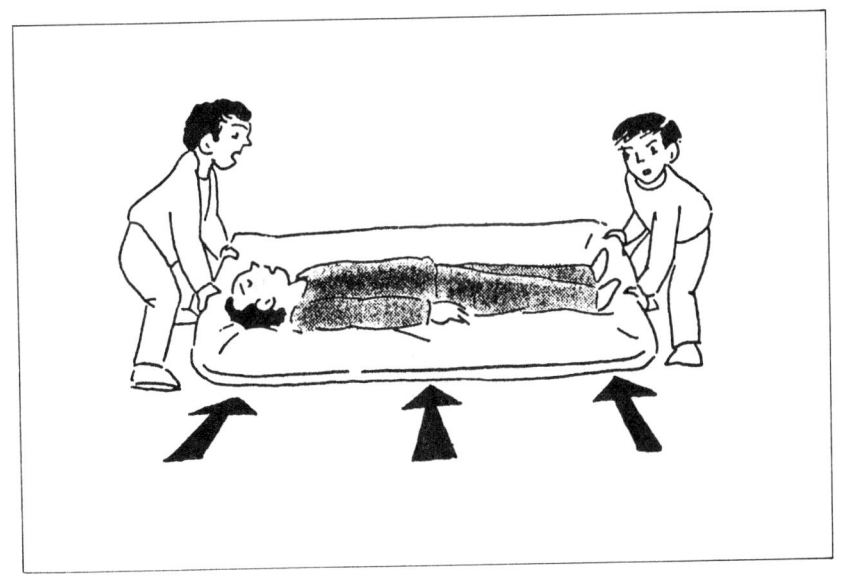

남의 도움이 없을 때는 그대로 움직이지 말고 기다리면 좋다.

의식이 없는 환자는 의외로 무겁기 때문에 남의 도움이 없을 때는 무리하게 움직이지 말고 구급차가 오기를 기다립니다.

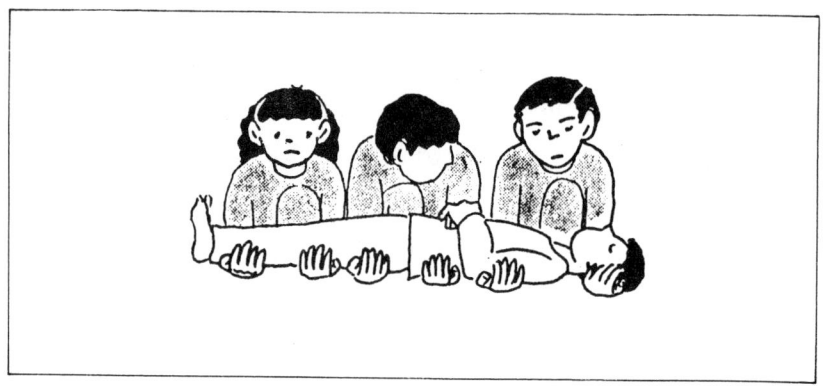

□체위는 얼굴을 위로 향하게 하든지 마비된 쪽을 위로 하도록

베개는 필요없습니다. 얼굴을 위로 하던가 또는 마비된 손발이 위로 향하게 옆으로 합니다(단, 이것에 구애받을 필요는 없습니다).

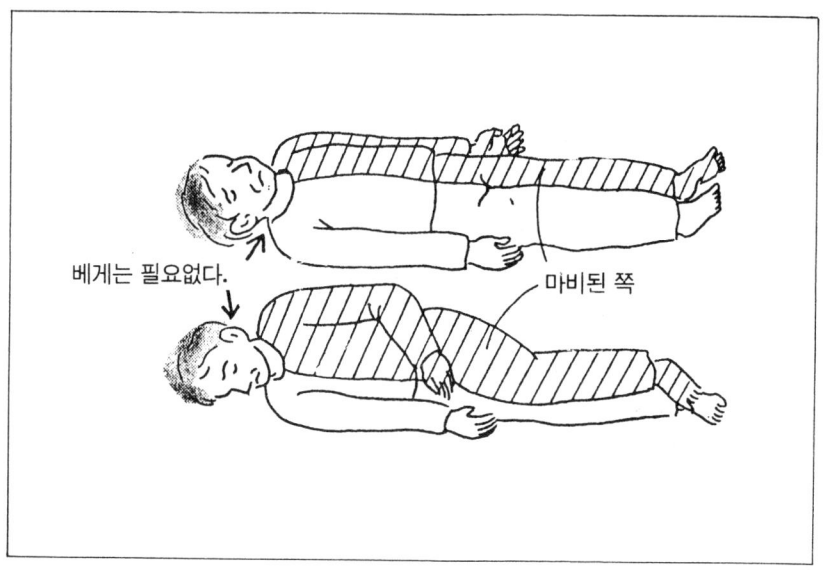

□목이 어느쪽으론가 구부러져 있으면

그쪽을 밑으로 해 옆으로 합니다. 또 환자의 눈을 보고 눈이 어딘가 한 방향을 주시하고 있으면 주시하고 있는 쪽을 아래로 하면 좋겠죠.

코를 골거나 목을 답답하게 울리고 있을 때는 타올을 말아 어깨 밑에 넣고 턱을 조금 위로 들어올려 머리를 조금 젖히게 하면 호흡이 편해지고 코고는 소리도 잠잠하게 되며 목의 답답함이 없어집니다.

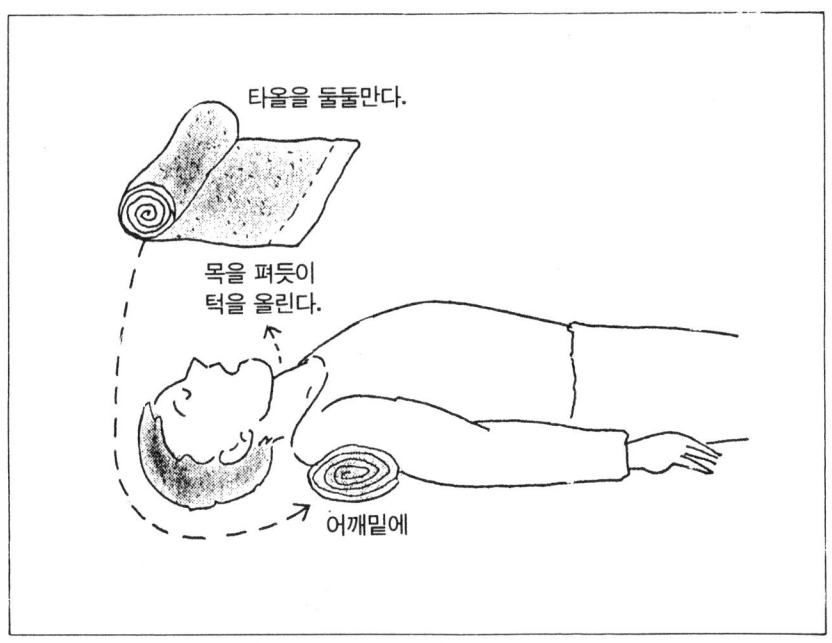

□구토가 있을 때는 얼굴을 옆으로, 입안을 청결하게

구토가 있을 때는 얼굴을 옆으로 돌리던가(무리하게는 돌리지 않는다), 몸을 옆으로 향하게 해 그 토물이 기관에 들어가지 않게 주의합니다. 구토 후에는 손가락이나 젓가락 등에 가제를 말아 입안을 깨끗이 닦아 내도록 합니다. 단지 입안의 깊은 곳까지는 가제를 넣지 않도록 주의해 주십시오.

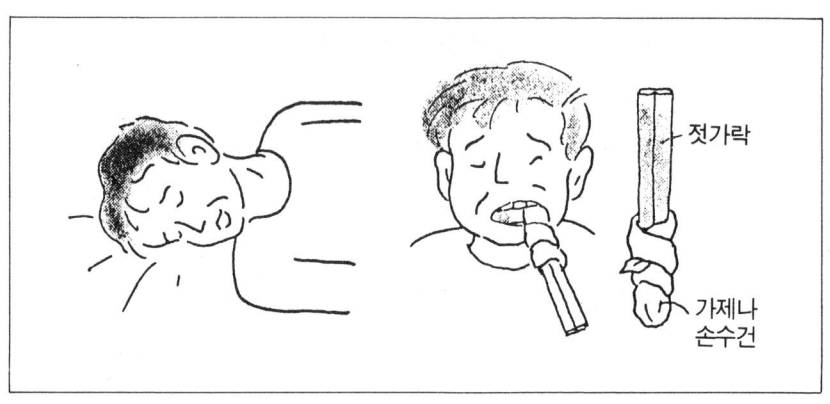

□이를 악물거나 경련 발작이 있을 때

젓가락 같은 것에 가제나 손수건을 말아 어느 쪽인가의 이빨에 꼭 맞게 이와 이 사이에 넣습니다.

입을 꽉 다물고 있을 때는 무리하게 열지 말것.

□대소변을 봤을 때는

무리하게 옷을 갈아 입히지 말고 지시를 기다립니다.

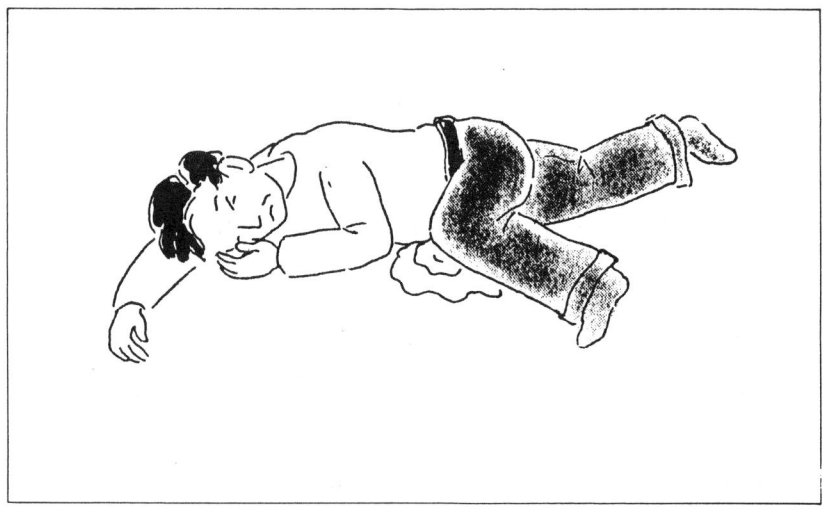

구급차나 의사가 오기까지
―― 환자의 의식이 있을 때

□무리하게 걷게 해 이동하지 않는다

의식이 있으면 조용한 방으로 천천히 움직여 눕힙니다. 무리하게 환자가 걸어가게 하는 것은 좋지 않습니다. 역시 담요 등에 눕히고 조용히 끌어서 움직입니다.

체위나 호흡 또는 구토에 대한 주의는 의식이 없을 때와 같습니다.

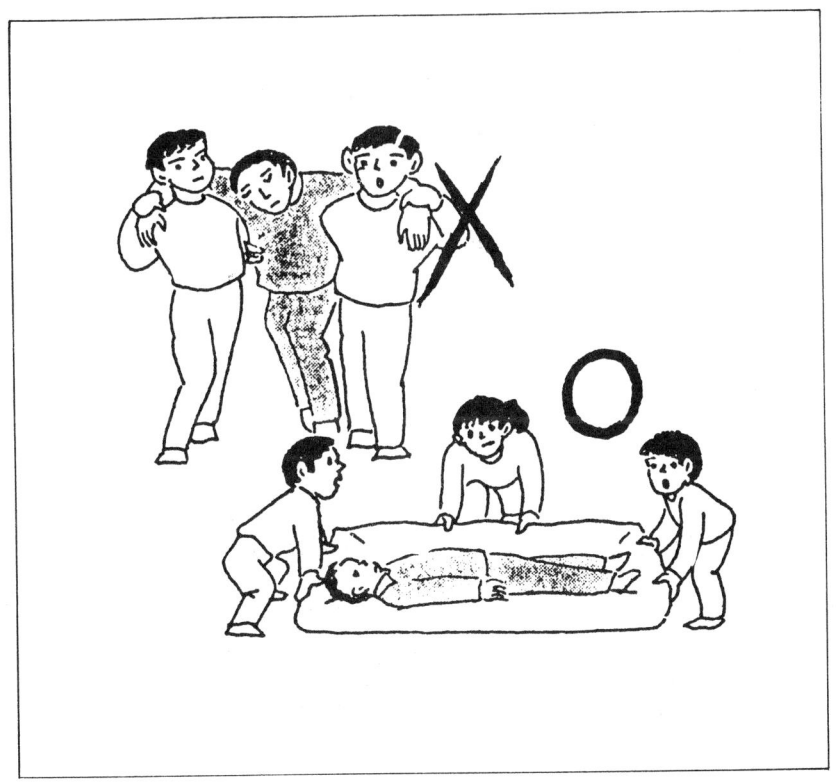

☐ **흥분한 때에는**

• 마구 흥분해 움직이거나 지껄일 때는 아기를 돌보듯이 침착하게 될 수 있는 한 안정할 수 있도록 합니다.

• 배변이나 배뇨도 변기나 기저귀를 사용해 몸을 움직이지 않도록 하는 편이 무난합니다.

• 난폭하게 굴 때는 가볍게 억누르던가 손발을 시트 등으로 침대에 고정합니다.

• 음식물이나 수분은 의사가 오기까지 주지 말고 입술이 마르면 입술을 물로 적실 정도로만 합니다.

의식이 있을 때나 없을 때나
주의해야 할 일

• 실온은 20° 정도로 실내가 너무 어둡지 않는 편이 좋겠죠. 깜깜하면 환자는 불안해 합니다.

• 직사광선에 노출되지 않게 눕힙니다.

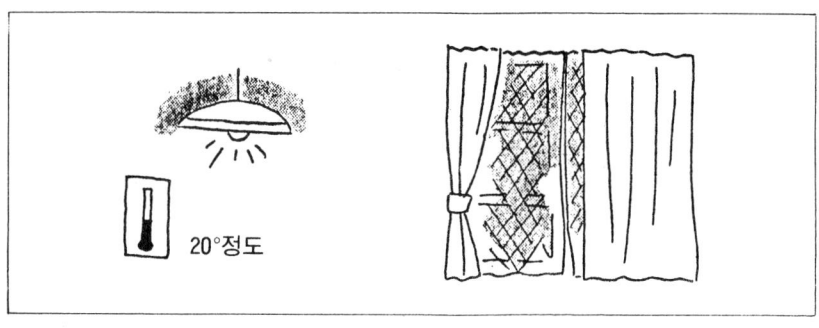

- 틀니나 안경은 벗깁니다.
- 이불은 될 수 있는 한 가벼운 타올 천으로 만든 정도가 좋겠죠.

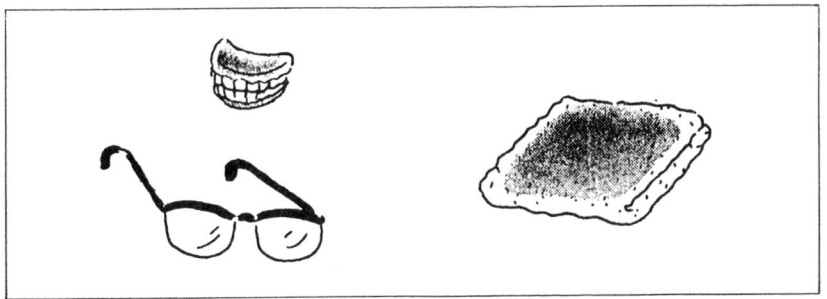

- 방이 덥거나 지나치게 춥지 않으면 의사가 올 때까지는 얼음 주머니, 탕파, 전기 각로는 필요없습니다.
- 실내의 환기에 주의합니다.

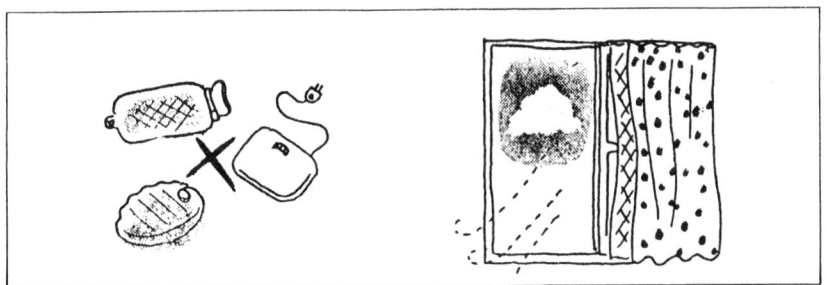

구급차나 의사를
기다리는 동안 메모해 둘 일

□ 환자의 상태에 대해
- 의식이 없어진 것이 먼저인가, 손발의 마비가 먼저인가?

- 경련이 있었으면 몸의 어느 부분부터 시작됐는가?
- 두통이 있었으면 어느 부위를 특히 아파했는가?

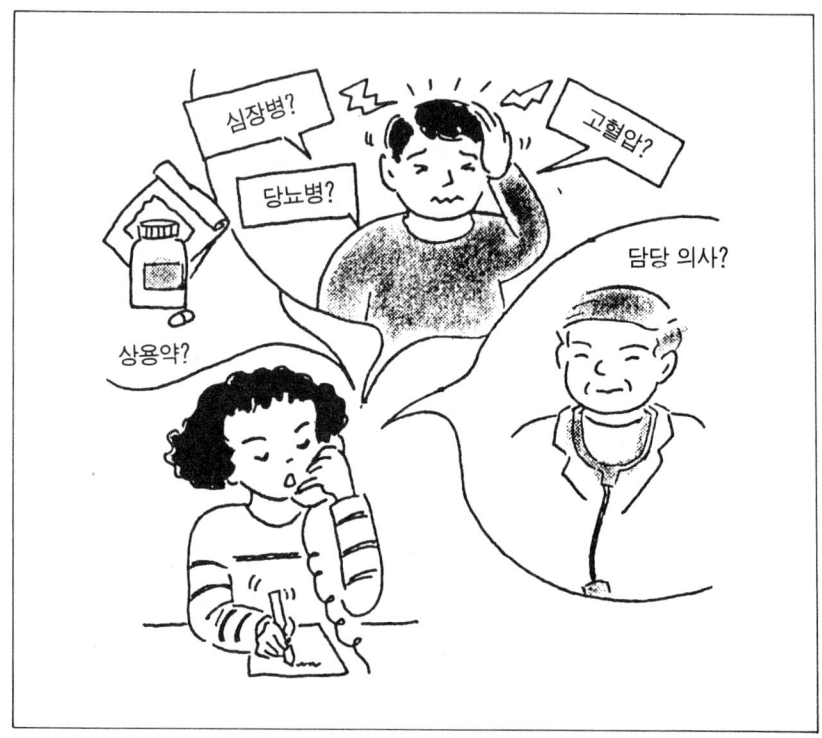

□가족에게 연락을 한다

가족이 가까이 없을 때는 그 연락도 필요합니다. 연락이 되면,
- 이전에 같은 발작을 일으킨 적은 없었는가?
- 과거에 머리의 외상을 입은 적은 없었는가?

고혈압, 당뇨병, 심장병 같은 병에 걸린 일은 없는가?
상용하고 있는 약은 없는가?
- 단골 의사는 없는가? 있으면 그 연락할 곳은 어디인가?

등을 물어 두면 도움이 됩니다.

제3장

뇌졸중은 예방할 수 있다

뇌졸중은 어떤 병인가?

뇌졸중은 이렇게 무서운 병

어느날 갑자기 쓰러져 구급차로 병원에 옮겼지만 결국 돌아오지 못할 사람이 되었다, 아니면 다행히 목숨은 건졌지만 식물 인간이 되어 아무것도 할 수 없고 손발의 마비나 언어 장애가 남아 직장 복귀가 어렵게 되는 등 뇌졸중으로 쓰러진 후 그 후유증으로 괴로와 하고 있는 사람의 이야기를 특별하게 들을 수 있는 이야기만은 아닙니다.

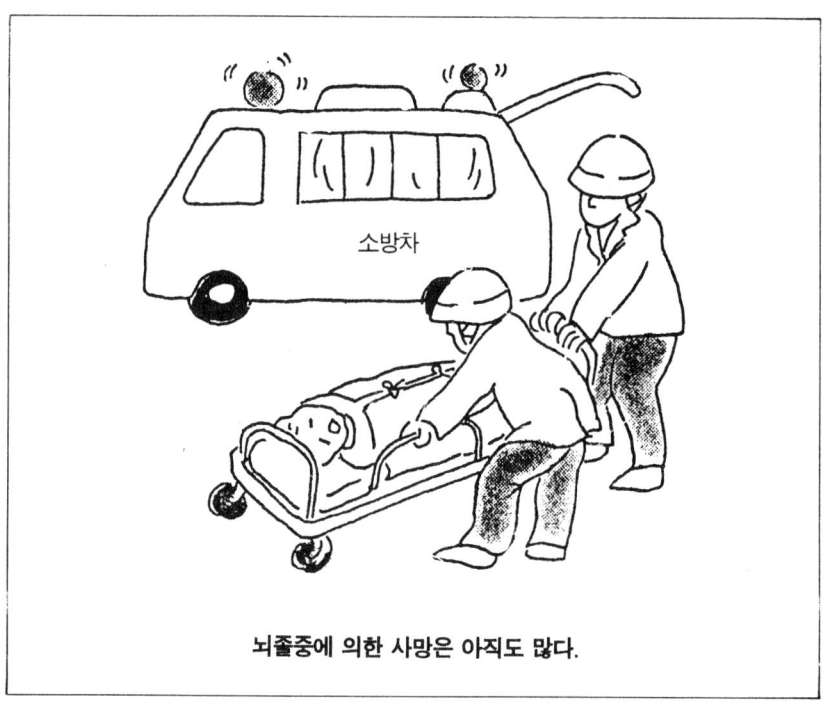

뇌졸중에 의한 사망은 아직도 많다.

또 리허빌리테이션의 효과가 지지부진해 직장 복귀로의 초조함, 장래의 불안 등을 안달하고 성미가 급해 걸핏하면 화를 내게 되고 자기 중심적이 되는 등 지금까지 온순했던 사람이 가벼운 뇌졸중이 된 후 완전히 빠져들고 또 성격이 싹 바뀌어 버리는 경우도 있습니다. 병으로 나타나는 것이니까 참고 있던 가족들도 결국은 큰소리를 지르거나 말다툼이 되어버리고 환자보다도 간호하는 쪽이 노이로제 상태가 되는 일도 있겠죠.

정신적인 문제만은 아닙니다. 경제적으로도 아내나 아이들이 아버지를 대신해 한 가정을 지켜 나가지 않으면 안 되는 상태가 되는 일조차 있습니다.

이렇게 가족의 한 사람이 뇌졸중으로 쓰러진다는 것은 가정 내에 큰 이변이라고 할 수 있습니다. 가정 파탄까지 일어날 지도 모를 정도의 병입니다. 그 심각함에 있어서는 암보다 더하면 더했지 못하지 않다고 말할 정도입니다.

1000년이나 전부터 알려져 있던 뇌졸중

'졸중', 신문이나 잡지 등에서 볼 수 있는 이 단어는 실제로는 지금부터 1000년 전에 「소문유편본병론」이라는 책 속에 이미 소개되고 있었습니다.

당시 사람들이 뇌졸중이 어떤 병인가를 상세히 알고 있었을 리는 없었겠지만 대략적인 중심은 알고 있었겠죠. 졸중의 '졸'은 '갑자기', '급히'라는 의미이고 '중'은 중독이라는 말로, 독에 중독되다 라는 의미가 있습니다. 결국 갑자기 무언가에 중독된 듯이 쓰러진다는 것이 '졸중'인 것입니다.

뇌졸중을 뇌의 병으로 무언가 나쁜 바람이라도 중독된 듯이 갑자기 쓰러지는 상태이다 라고 1000년 전의 사람들도 알고 있었던 것입니다.

의사 사이에서 잘 사용되는 '아포'라는 말

뇌졸중에 해당하는 영어나 독어는 아포플렉시(apoplexy) 라는 단어입니다.

의사 사이에서는 지금도 뇌졸중을 '아포'라던가 뇌졸중으로 쓰러진 것을 '아포루' 등으로 말하고 있습니다만 이것은 이 아포플렉시라는 말에서 온 것입니다.

모양이 바뀐 뇌졸중

□사인(死因)은 3위가 되었지만 유병률은 줄지 않는다

뇌졸중은 1981년까지는 사망 원인 제1위였습니다. 그 이후 조금씩 줄어 2위가 되고 현재는 암 심장병에 이어 3위가 되어 있습니다(다음 페이지의 그림). 그러나 사망률은 줄었습니다만 병에 걸린 사람, 결국 유병률은 그다지 바뀌지 않았습니다.

치료의 진보 그 외 뇌줄중으로 죽는 사람은 줄었습니다만 고령자가 늘었기 때문에 뇌졸중에 걸린 사람은 그다지 줄지 않고 사망까지는 가지 않지만 누운 채가 되는 노인이 늘어나는 경향이 있습니다.

□뇌출혈이 줄고 뇌경색이 늘고 있다

뇌줄중이라 해도 여러 가지 종류가 있는데, 이전에는 뇌의 혈관이 상처를 입어 뇌내에 출혈하는 뇌출혈이 가장 많았습니다. 그러나 최근에는 뇌의 혈관이 막혀 일어나는 뇌경색이 많아졌습니다. 이것은 뇌출혈의

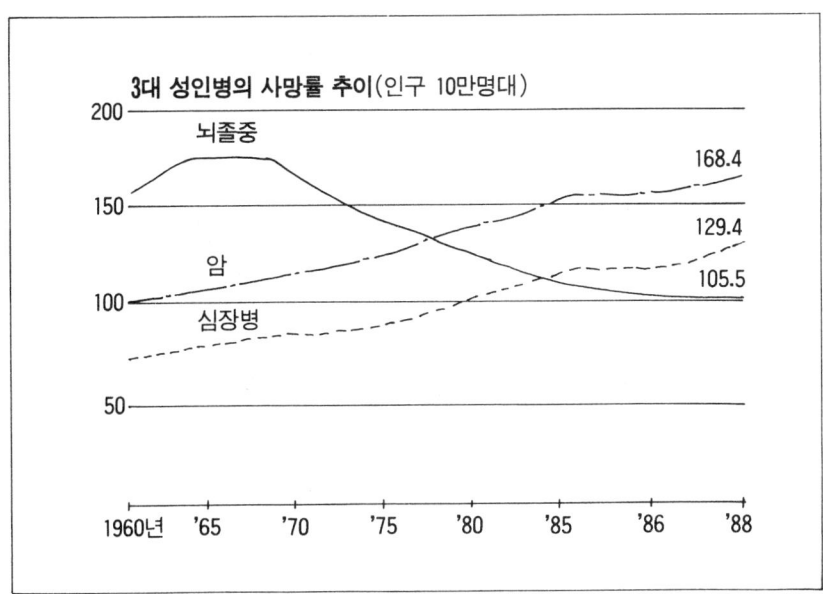

최대 원인인 고혈압의 치료의 진보, 식사나 생활의 개선 혹은 개악(改惡) 등의 결과라고 생각됩니다.

□ **겨울과 여름의 병이 일년 중의 병으로**

옛부터 뇌졸중은 겨울에 많은 병이라고 전해져 왔습니다. 그 원인은 한랭하기 때문에 혈압이 상승하기 때문입니다. 반대로 여름에는 탈수 상태가 되기 쉽기 때문에 혈액의 흐름이 나빠져 혈관이 막혀 버리는 뇌경색이 일어나기 쉽다고 합니다.

그러나 최근에는 이 뇌졸중과 계절의 관계가 다소 불분명해졌는데, 그것은 거의 주거의 개선이나 냉난방 설비가 좋아진 탓이겠죠.

뇌졸중이란?

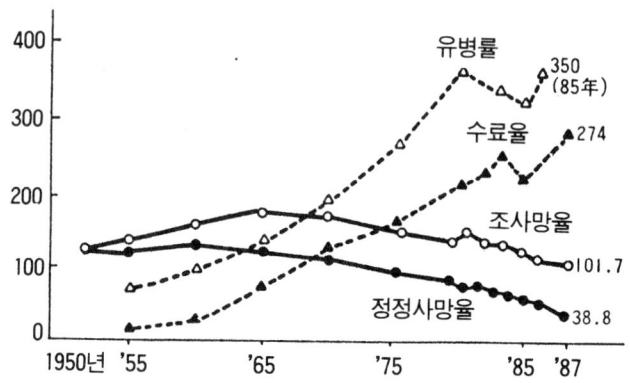

뇌졸중의 유병률은 줄지 않는다

뇌졸중의 연차별 사망률, 유병률(有病率), 수료율(受療率)(인구 10만대)

주: 유병률은, 국민건강조사가 '86년부터 국민생활기초조사에 통합된 조사방법이 변경되었기 때문에 '85년까지의 수치입니다.

☐ 혈관이 파손되는 경우와 막히는 경우가 있다

'뇌졸중', 정확히는 '뇌혈관 장애'는 뇌의 혈관에 무언가 이상이 일어나 뇌의 혈관이 파손되어 출혈하기도 하고, 막혀 거기에서 앞으로 혈액이 나가지 못하게 되는 상태가 되는 것을 말합니다. 그 때문에 뇌가 직접 상처입게 되고 압박되기도 하고 혈액의 흐름이 장애가 되어 결국 뇌는 산소 부족이 되어 뇌세포가 죽어 버려 손발이 움직이지 않게 되고 의식이 없어지기도 하는 것입니다.

☐ 증상은 침범된 부위에 따라 여러 가지

인간의 뇌는 그림과 같이 내경동맥과 추골동맥의 좌우 2쌍(4개)의 혈관에 의해 심장에서 혈액을 받고 있습니다.

두개골 속에 들어가면 이 혈관은 더욱 잘게 나뉘어져 뇌 안에 구석구석

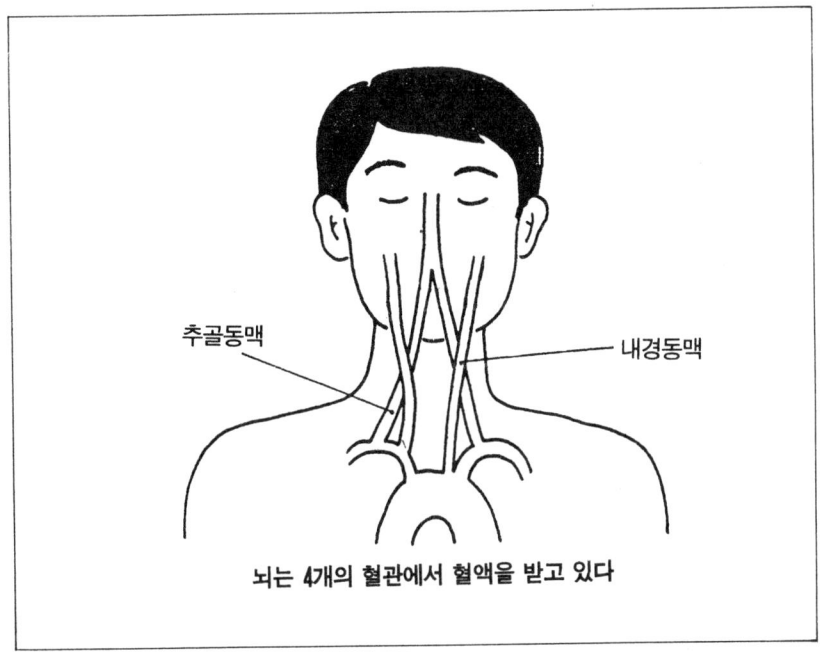

뇌는 4개의 혈관에서 혈액을 받고 있다

까지 혈액을 공급하는 시스템이 가능합니다.

　뇌는 이들 혈액에서 산소나 영양분의 공급을 받아 움직이고 있는 것이고 다음 페이지의 그림에서 나타내듯이 각각의 부위에 의해 수족의 운동이라던가 감각 물체를 본다, 기억한다, 이야기한다 등 여러 가지의 움직임을 분담하고 있습니다. 때문에 병이 발생한 뇌의 장소에 따라 나타나는 증상이 다릅니다.

□주요한 원인은 고혈압과 동맥경화

　뇌졸중이 일어나는 주요 원인은 고혈압과 동맥경화입니다. 혈압이란 심장이 온몸으로 보내는 혈액에 의해 혈관벽에 가해지는 압력을 말합니다. 이것이 높아지는 것이 고혈압입니다.

　혈관의 벽은 나이가 들면 동시에 굳어집니다. 이것이 동맥경화로 일종의 노화 현상입니다만 이것은 20세때 정도부터 벌써 시작되고 있습니다. 동맥은 심장에서 시작되어 차례로 가늘게 가늘어져 전신에 분포하고 심장에서 내보내는 혈액을 몸의 곳곳까지 보내 미치는 파이프 역할을 하고 있습니다.

이 동맥에 경화가 일어나면 동맥의 벽이 두껍게 되고 약하게 되어 점점 동맥의 내공이 좁아져 혈액이 흐르기 어렵게 됩니다. 더욱 진행되면 동맥이 막혀 혈액이 흐르지 않게 되어버립니다. 혹은 고혈압이 있으면 약한 혈관은 파손되기 쉬워집니다. 혈관의 폐색이 뇌에 일어나면 뇌경색이 되고, 심장에 일어나면 심근경색이 됩니다. 발의 동맥에 일어나면 발가락부터 색이 변해 썩는 탈저(脱疽)라는 병이 됩니다.

이 동맥경화를 연령 변화에 더해 점점 진행하는 것에 고혈압, 끽연, 혈액 중의 콜레스테롤 등의 지질(脂質)이 있습니다. 비만이나 당뇨병,

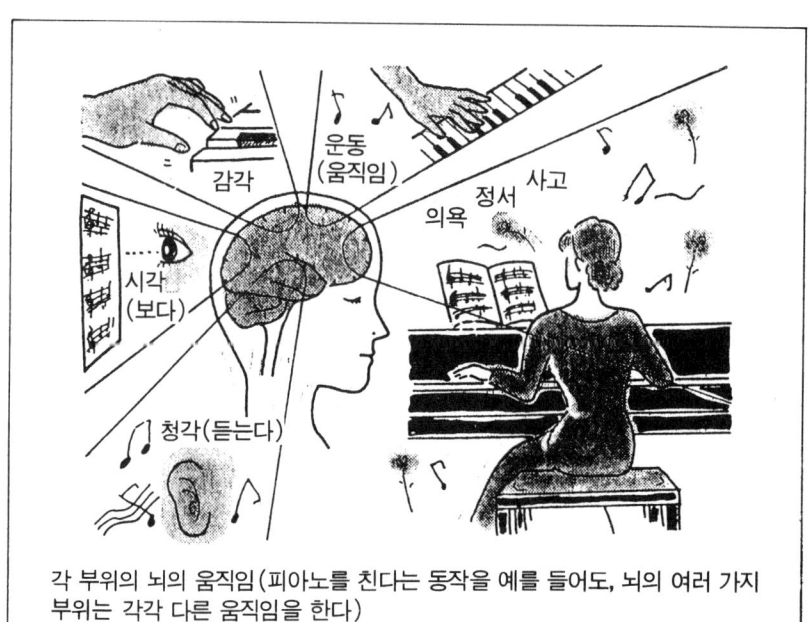

각 부위의 뇌의 움직임(피아노를 친다는 동작을 예를 들어도, 뇌의 여러 가지 부위는 각각 다른 움직임을 한다)

통풍 등도 동맥경화를 증진시키는 원인이 됩니다.

□ **뇌졸중이라 해도 여러 가지 병이 있는지**

뇌졸중(뇌혈관 장애)에는 어떤 병이 있는지 〈표〉로 정리해 보았습니다. 대표적인 것은 뇌출혈, 지주막하 출혈, 뇌경색(뇌혈전증, 뇌색전증) 일과성 뇌허혈 발작입니다.

지금 뇌졸중의 최고는 '뇌경색(腦硬塞)'

뇌졸중이라 했을 때 이전에는 뇌 속에 출혈을 일으키는 뇌출혈이 대표적인 것이었습니다. 그러나 그것은 이전의 일이고 식생활이나 주거의

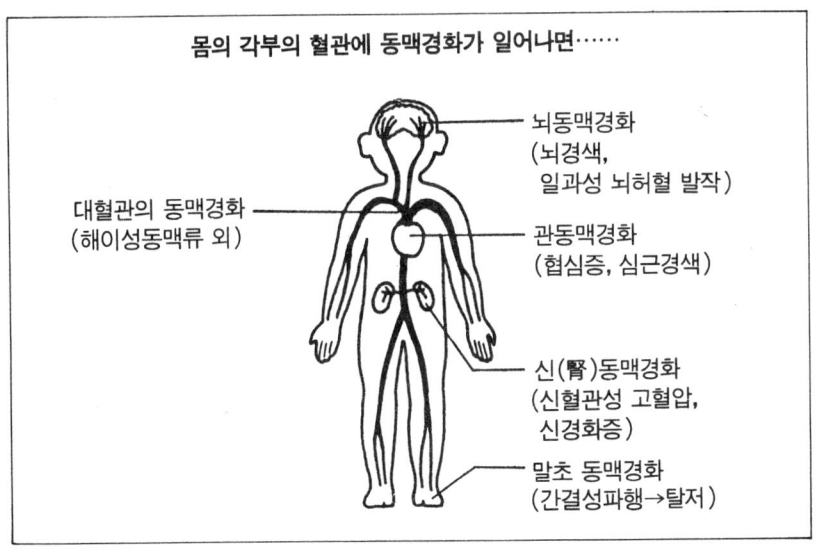

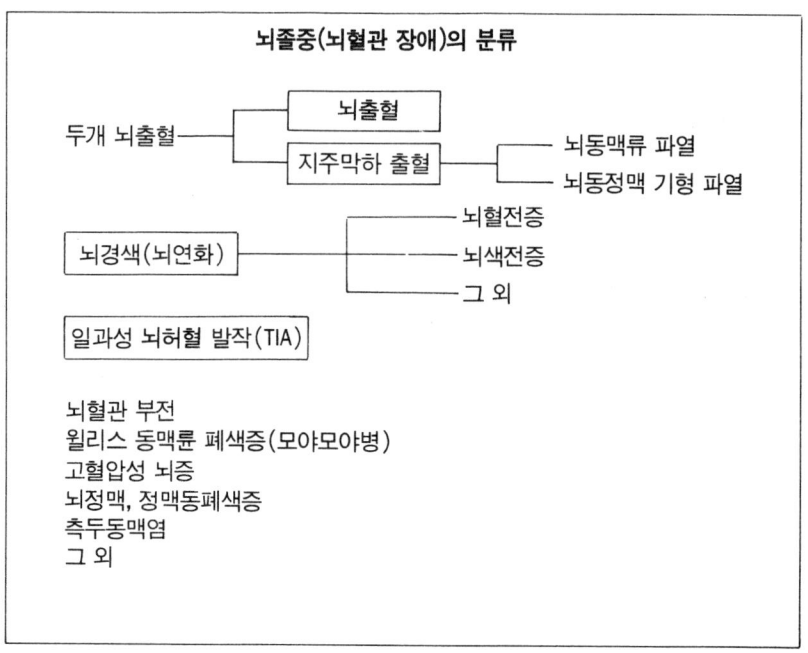

 개선 냉난방 설비의 개선 등 생활 환경이 좋아진 현재에는 뇌 혈관이 막혀서 일어나는 뇌경색이 수적으로는 뇌졸중의 최고를 차지하게 되었습니다(다음 페이지 그림). 뇌경색은 어떻게 일어나는 것인지를 조금 자세히 설명해 봅시다.
 뇌에는 4개의 큰 혈관(내경동맥과 추골동맥이 두 개씩)이 심장에서 혈액을 보내고 그 4개의 동맥은 두개골에 들어가면 윌리스 동맥륜이라는 고리를 만들어 전부가 연락을 하고 있습니다. 이것은 선천적으로 대비된 바이패스(연결로)로 뇌가 혈액 부족이 되지 않도록 하는 것입니다.
 이 고리에서 앞의 혈관이 뇌의 구석구석에 혈액을 보내고 있지만 뇌의 혈관이 동맥경화 등으로 극단적으로 가늘게 되기도 하고 또는 막혀버려 그리고 바이패스 형성이 잘 안 되면 그 앞의 뇌에는 혈액이 가지 않아 버리는 것은 이해됩니다. 뇌의 혈액 순환이 정상의 10~20% 이하가 되면

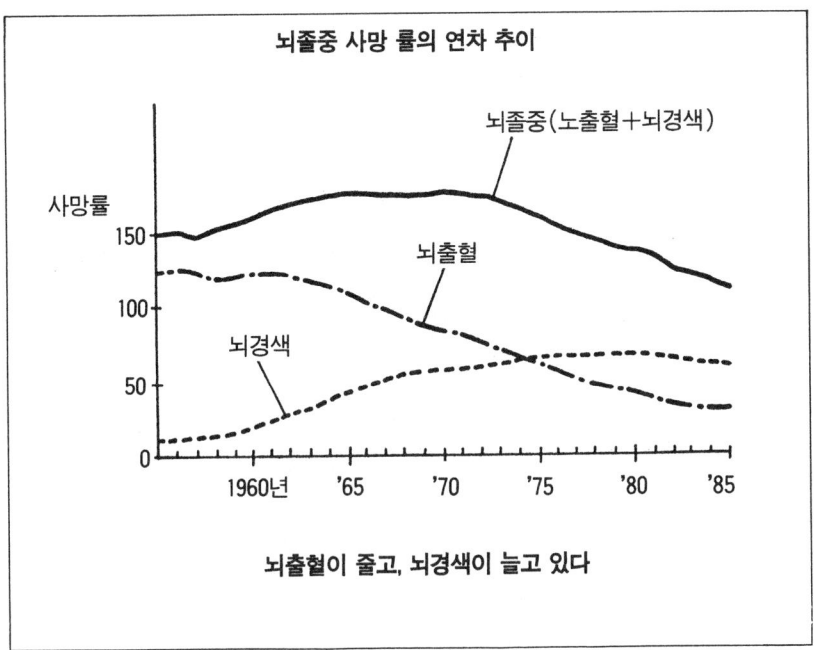
뇌출혈이 줄고, 뇌경색이 늘고 있다

혈액이 운반해 오는 산소나 포도당이 부족해져 뇌는 산소 부족, 영양 부족이 되어 뇌에 장애가 일어납니다. 이것을 뇌경색이라 부릅니다.

□ **뇌경색과 뇌연화(腦軟化)는 같다**

자주 '뇌경색과 뇌연화는 다른 것입니까?'라든가 '몇 번이나 뇌경색을 일으키고 있으면 뇌연화가 되어버립니까?'라는 질문을 받습니다. 그러나 뇌경색과 뇌연화는 완전히 똑같은 것입니다.

옛날에는 뇌경색(腦硬塞)이라 썼습니다. 굳다(硬塞)와 부드럽다(軟化)는 완전히 반대되는 언어를 사용한 것이 조금 이상한 이야기지만, 죽은 뇌경색의 환자의 경색을 일으킨 뇌의 부분에 손을 대보면 매우 부드럽게 되어 있는 것입니다. 거기에서 병리 선생들은 경색의 이름을 별명인 연화로도 부릅니다. 경색과 연화와는 같습니다. 그래서 뇌경색이 한 번

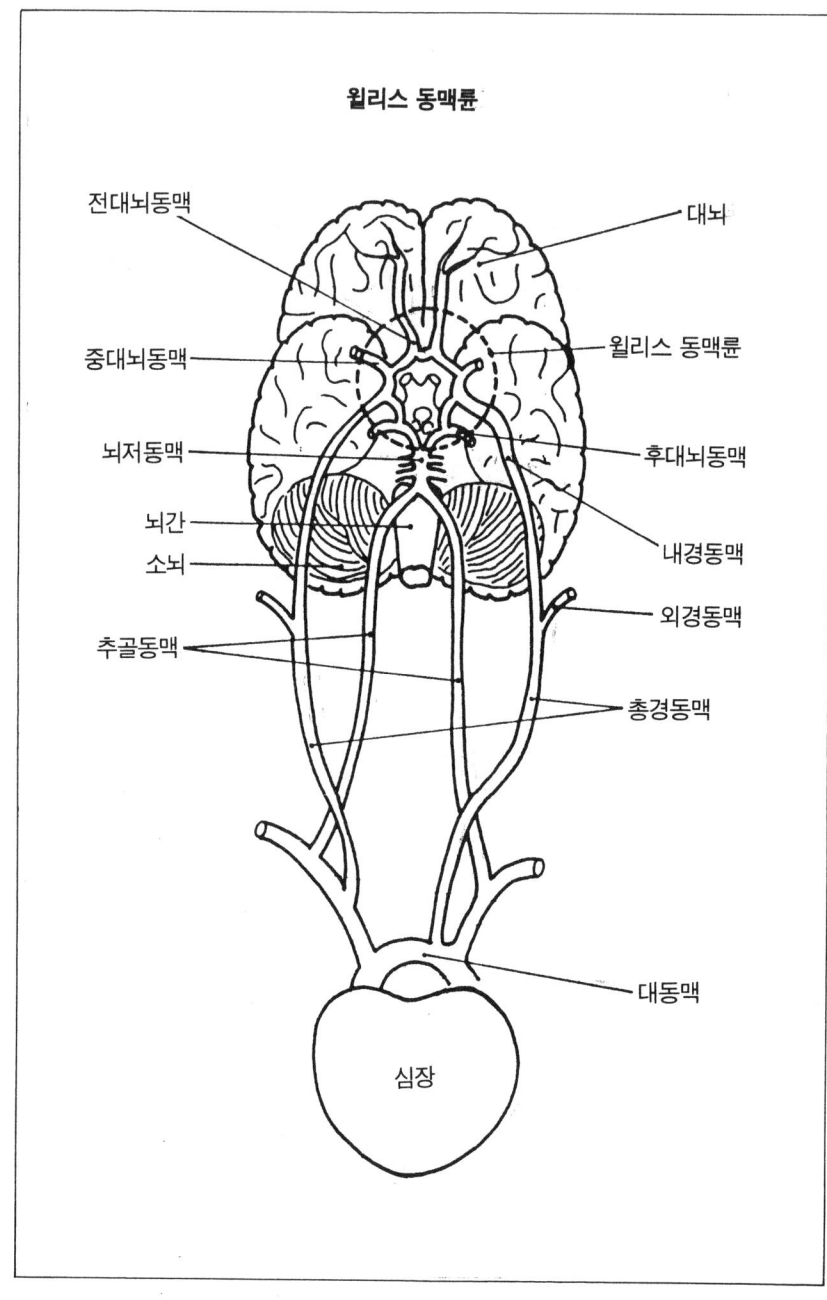

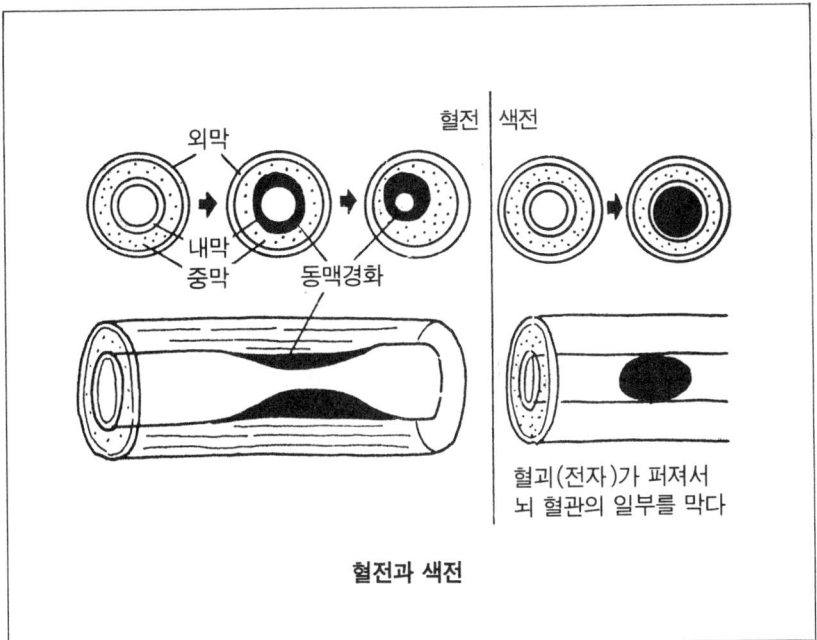

혈전과 색전

일어난 것만으로도 뇌연화라 불러도 좋은 것입니다.

□뇌혈전증과 뇌색전증

'뇌혈전과 뇌색전과는 다릅니까?', '뇌경색과 어떻게 다른 것입니까?' 라는 질문도 자주 받습니다. 앞의 〈표〉를 다시 한 번 봐 주십시오. 뇌경색과 뇌연화는 같은 병이고 그 중에 뇌혈전 등과 뇌색전증이 있는 것을 알았습니다. 뇌경색이라고 할 때 '경'은 뇌의 혈관이 상당히 좁아지거나 무언가가 막혀 버려 거기에서 앞으로는 혈액이 가지 못하게 돼 뇌가 부적당한 상태가 되어 여러 가지 장애가 일어나는 병입니다. 그 혈관이 막혀버리는 원인이 혈전과 색전입니다.

□동맥경화가 진행되어 혈관이 막히는 뇌혈전증

그림에서 알 수 있듯이 고령이 되어 또는 다른 원인으로 뇌 혈관의 동맥경화가 진행되어 혈관 내공이 점점 좁아지고 거의 막히던가 또는 완전히 막혀버리는 상태가 뇌혈전증입니다.

□ **심장에서의 혈괴 등으로 혈관이 막히는 뇌색전증**
심장에 벽막증이 있거나 부정맥이 심해서 심장 속에 피의 덩어리(혈괴)가 생기거나 또는 심장에서 뇌로 가는 도중의 혈관에 혈전이 생기거나 이들이 벗겨져 혈류에 의해 뇌로 운반되어 뇌의 좁은 혈관에 막힌 상태가 뇌색전증입니다.

□ **그 밖의 이유에 의할 때**
극히 드물게 뇌에 무언가 종창과 같은 것이 생겨 그것이 혈관을 밖에서 압박해 혈류를 나쁘게 하거나 혈관 내에 염증이 생겨 혈관이 방해받거나 지주막하 출혈의 후유증으로 혈관이 급속히 줄어버리거나(혈관 수축) 해서도 뇌경색이 일어납니다만 뇌경색의 대부분의 원인은 혈전이나 색전이라 생각하면 좋습니다.

일과성 뇌허혈 발작(TIA)
—— 뇌경색의 전조

□ **증상이 24시간 이내에 없어지는 뇌졸중**
마치 뇌경색이 일어난 듯이 급하게 일시적으로 한쪽 손발이 마비되거나 반신이 저리거나 하는 증상이 나타나도 다른 치료없이 24시간 이내에 완전히 증상이 사라져 버리는 일이 있습니다.

또 편(片)마비 증상은 없지만 일시적으로 한쪽 눈이 희미하게 보이거나 완전히 보이지 않게 되는 일도 있습니다.

이런 발작은 수초이고 원래로 돌아가 버리는 것에서 몇시간에 미치는 것까지 여러 가지입니다. 이러한 발작을 일과성 뇌허혈 발작이라 말하며 그것을 나타내는 영어의 앞글자를 따서, 'TIA'라고도 부릅니다.

□ **고려될 수 있는 원인은**

이러한 증상이 왜 일시적으로 일어나는가 생각해 봅시다. 심장이나 목의 혈관(내경동맥이나 추골동맥)에 동맥경화가 일어나 생긴 혈전이 떨어져 그 일부가 흘러 나가 뇌의 혈관에 걸리거나 색전이 일어나 편마비 등의 증상이 일시적으로 나타나는 것입니다만 그 색전이 곧 녹아버리거나 잘게 조각조각이 되어 흘러가 버려 혈류가 곧 원상태가 된 경우에 한 번 나올 증상이 사라져 버리는 이유입니다.

색전은 아니고 뇌의 가는 동맥에 생긴 상당히 작은 뇌경색(뇌혈전)으로도 혹은 꽤 큰 뇌경색에서도 이 장소가 뇌의 중요한 부위에서 조금이라도 벗어나 있으면 똑같이 일시적으로만 증상이 날 수도 있습니다.

□ **경시할 수 없는 TIA**

방금 서술했듯이 증상을 TIA에서도 뇌혈관에 완전히 경색이 일어나는 일이 있습니다. 또 CT스캔 등으로 조사해 보면 작은 뇌출혈이나 뇌종양 같은 것까지 알 수 있습니다.

또 한 번 TIA를 일으켰던 환자는 TIA를 경험하지 않은 동성의 같은 연령의 사람과 비교하면 뇌경색을 일으키는 위험도가 약 10배나 높다고 합니다. 또 TIA의 발작을 반복하고 있는 환자는 나중에 커다란 뇌경색을 일으킬 가능성이 높다고도 말할 수 있습니다.

　실제로 뇌경색인 환자에게 물어보면 그 1/3 이상의 사람이 이전에 TIA라 생각되는 발작을 경험했다고 말합니다. 때문에 TIA는 뇌경색이 장래에 일어날 가능성이 있다는 경보(警報)로 생각해 충분히 주의하고 그 예방에 유의하는 것이 필요합니다.

　그러기 위해서는 TIA 증상이 있으면 반드시 빨리 전문의에게 보여주어야 하며 증상이 곧 사라져 버렸다고 해서 방치하지 않는 것입니다. 또 의사를 방문해도 환자의 설명이 불충분하다는 임의적인 판단으로 TIA를 놓치게 되어 버리는 일조차 있으므로 증상은 확실히 전달하는 것이 필요합니다.

　일시적인 팔 마비나 반신의 저림만이 아니라 시야의 이상이나 이중으로 보이는 장해, 손 또는 발만의 탄력 발작(급하게 힘이 들어가지 않게 되고 쟁반 등을 떨어뜨리기도 한다) 등의 증상이 있으면 반드시 의사의 진찰을 받아야 합니다.

뇌출혈(腦出血)
―― 차츰 적어지고 있다

　뇌는 그 외측을 연막, 지주막, 경막 등의 3장으로 덮여 있고 그 위에 그 외측을 단단한 두개골로 보호하고 있습니다. 이 두개골 속에서 일어난 출혈의 총칭을 두개내 출혈(頭蓋內出血)이라 말합니다만 특히 그 중에서 뇌 조직 속, 쉽게 말하면 뇌의 속에서 출혈한 것이 뇌출혈입니다. CT스캔 등의 출현으로 요즈음에는 뇌출혈이 확실히 진단되는 편입니다. 옛날에는 뇌졸중이라 말하면 그 대표적인 것이 뇌출혈이었지만 최근에는 다소 적어졌다고 앞에서 이야기했습니다.

□주요 원인은 고혈압

뇌출혈의 주요 원인은 고혈압이라는 것은 잘 알려져 있습니다. 고혈압이 오래 지속되면 100~300미크롬이라는 1mm의 1/3부터 1/10 정도의 얇은 혈관 벽에 조금씩 변화가 생겨 혈관의 일부가 부풀어 올라 혹 같은 것이 몇 개나 생겨 버립니다. 그 상태에 고혈압이 더해져 그 일부가 파열하고, 그 영향이 주위의 뇌 조직으로 퍼져 커다란 출혈이 되어 여러 가지 장애가 일어납니다.

뇌출혈의 주된 원인은 고혈압입니다만 이것 이외에도 동맥경화・작은 혈관의 기형・혈액의 병 등의 전신병, 간장의 병, 외상 등에 의해서도 뇌출혈은 일어납니다.

□출혈 장소에 따라 여러 가지

가장 뇌출혈을 일으키기 쉬운 곳은 대뇌 중에서도 내포라 불리는 곳입니다만 그 외에도 뇌 속 어디서나 출혈은 일어나고 나타나는 증상도 출혈한 장소에 따라 각각 다릅니다.

지주막하출혈
―젊은 사람에게도 일어 난다

뇌는 그 외측을 연막, 지주막, 경막 등 3개의 막으로 덮여 있다고 앞에서도 밝혔습니다. 좀 더 자세히 설명하면 모발이 자라고 있는 두피 아래에는 근육이 있고 그 밑에 두개골이 있고 그 아래가 경막, 이어 지주막의

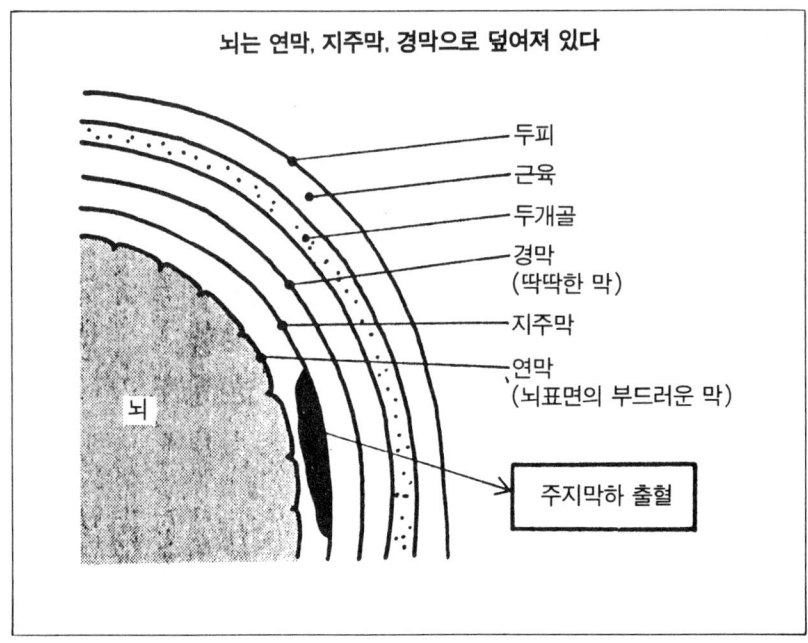

아래 결국 지주막과 연막 사이를 통하고 있는 뇌의 혈관이 파괴되어 출혈한 것이 지주막하 출혈입니다.

뇌졸중의 약 10%가 지주막하 출혈이고 30~40대의 비교적 젊은 사람에게 일어난다는 것이 특징입니다.

□원인은 동맥류의 파열이 가장 많다

지주막하 출혈이 일어나는 원인은 여러 가지가 있습니다만 무어라 말해도 가장 많은 원인은 뇌에 생긴 동맥의 혹(동맥류)가 파열한 경우입니다. 특히 40세 이상의 지주막하 출혈은 먼저 동맥류가 파괴됐다고 생각하면 좋겠죠.

□주요 증상은 갑자기 일어나는 심한 두통

제3장/뇌졸중은 예방할 수 있다 59

지금까지 경험한 일이 없는 심한 두통이 갑자기 일어나 의식 장애는 있어도 중증인 경우를 제외하고는 일시적으로 원래로 돌아오는 일이 많은 것이 지주막하 출혈의 특징입니다.

□ 곧 병원으로 그리고 검사를

이 병의 가능성이 발견되면, 즉시 병원으로 가야 합니다. 의사는 발증시의 상태나 항부강직(項部强直 ; 머리를 의사가 가볍게 굽힐 때에 저항이 있는 상태)의 유무를 조사해 그것이 있으면 지주막하 출혈의 가능성이 있으므로 곧 CT스캔이나 뇌혈관 촬영을 실시합니다.

출혈이 아직 두개내에 다량으로 남아 있으면 CT로 그것을 알 수 있고 뇌혈관 촬영이라는 두개내의 혈관 상태를 조사하는 검사에서는 동맥류의 존재나 뇌동정맥 기형을 알 수 있습니다.

혈관 촬영을 해 만약 동맥류가 있어 그것이 파괴된다고 생각될 때는 곧 외과의와 상담해 수술의 여부를 판단하지 않으면 안 됩니다.

그 밖의 뇌혈관 장애

지금까지 서술해 온 뇌출혈, 지주막하 출혈, 뇌경색, 일과성 뇌허혈 발작 외에 어떤 혈관 장애가 있는가를 아주 간단히 설명해 봅시다.

그 밖의 뇌졸중에는 완전한 혈관의 폐색이 없는데도 뇌의 넓은 범위에 혈류가 오지 않게 되어 일시적으로 여러 가지 증상이 일어나는 혈관 부전, 혈압의 상승과 함께 뇌혈류가 갑자기 늘어 일부 혈관이 파괴되고 작은 출혈이 일어나거나 혈관에서 수분이 다소 뇌 속에 물이 빠져 나오거나 뇌부종이 일어나기도 하는 고혈압성 뇌증, 젊은 사람이나 어린이에게도 일어나는 윌리스 동맥류 폐색증, 비교적 큰 동맥에 염증이 생기거나 측두부에 심한 두통이 일어나는 측두동맥염 그 외가 있습니다.

이런 사람이
뇌졸중이 되기 쉽다
―뇌졸중의 위험 요소

뇌졸중의 발증을 막는 중요한 포인트에 대해 생각해 봅시다.

여기에는 우선 뇌졸중을 일으키는 위험도가 높은 사람, 결국 뇌졸중이 되기 쉬운 사람이 빨리 그것을 알아채는 것, 그리고 적당한 대책을 세워 그 발증을 미연에 방지하는 일입니다.

그러기 위해서는 뇌졸중을 발생시키는 위험 인자(리스크팩터 riskfactor) 는 무엇인가를 아는 일이 중요합니다.

뇌졸중 발생 인자에는 어떤 것이 있는가?

뇌졸중 발생의 위험 인자가 되기 쉬운 것을 아래의 표에서 설명하겠습

뇌졸중(뇌혈관 장애)의 위험 인자	
◎고령 ◎남성 ◎고혈압(수축기, 확장기) ◎심전도 이상 ◎당대사 이상 ◎고요산혈증 　고콜레스테롤 혈증 　저HDL콜레스테롤 혈증	◎고피비리노겐 혈증 ◎ 다혈증 　혈소판 증대 ◎ 출혈성소인 　혈액점조도 상승 　비만 ◎ 끽연 ◎ 알콜

니다. 표 속의 이중 동그라미를 친 것은 특히 뇌졸중을 일으키는 위험 인자라 생각되고 있습니다.

결국 나이를 먹으면 먹을수록(드물게는 젊은 사람이나 아이들에게도 뇌졸중이 일어납니다만) 그리고 여성보다도 남성쪽이, 또 혈압이 높은 사람이나 심전도에 이상이 보이는 사람, 당대사의 이상이나 당뇨병이 있는 사람, 혈액 속의 요소나 피브리노겐(fibringen) 등의 검사치가 높거나 혈액 농도가 짙은 사람일수록 뇌졸중이 되기 쉽다 라는 것입니다.

또 일상 생활에서 보면 알콜이나 담배를 피우는 사람쪽이 뇌졸중 발병의 위험도가 높다고 말할 수 있습니다.

고혈압은 위험 인자 넘버원

고혈압은 뇌졸중의 근원이라고 할 정도로 현재 판명하고 있는 위험 인자 중에서도 가장 위험시되고 있습니다. 뇌졸중, 특히 뇌경색이나 뇌출혈을 일으키는 위험도는 혈압의 상승과 함께 확실히 늘어간다는 것은 여러 학자 모두의 연구에서도 일치되는 점입니다. 결국 혈압이 높은 사람인 만큼 뇌경색이나 뇌출혈이 되기 쉬운 것입니다.

혈압에는 위 혈압(수축기 혈압 또는 최고 혈압, 또는 최대 혈압이라고도 말합니다)과 아래 혈압(확장기 혈압 또는 최저 혈압 또는 최소 혈압으로도 말합니다.)이 있고 상이 160mmHg(밀리수은주 이하, 밀리라고 생략합니다) 위가 또는 아래가 95밀리 이상을 고혈압이라고 말한다면 그 어느만이 높아도 뇌졸중이 발증하기 쉽고 특히 확장기 혈압의 상승쪽이 중요시되고 있습니다.

혈압이 높은 사람이 적절한 치료도 받지 않고 방치해 고혈압 상태가 오래 이어지면 뇌의 동맥경화가 진행되어 곧이어 혈관이 파손돼 뇌출혈이

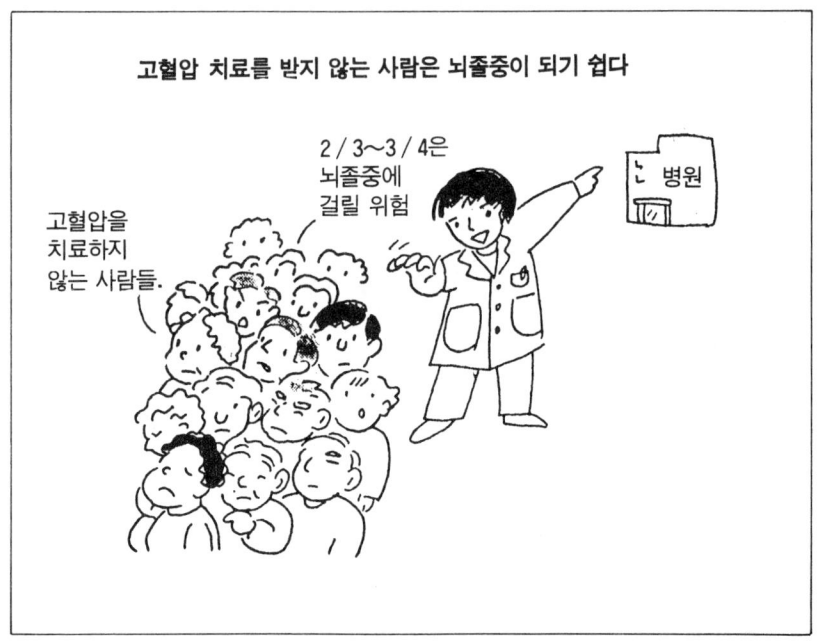

일어나기 쉽게 되고 혈관이 막혀 뇌경색이 되는 것은 상상이 되리라 생각합니다.

수축기 혈압, 확장기 혈압 양쪽으로 다 높은데 어떤 치료도 받지 않고 있는 사람 중 약 2/3에서 3/4은 뇌출혈이나 뇌경색을 일으킬 가능성이 있다고 말하고 있습니다. 이것은 놀랄만한 숫자입니다.

당신 주위에도 혈압이 수축기, 확장기가 함께 높고 게다가 아무 치료도 받지 않고 방치해 두는 사람이 많이 있는 것은 아닐까요?

콜레스테롤과 중성 지방

일반적으로 콜레스테롤을 비롯해 혈액 속의 지방이 증가하면 동맥경화가 진행되어 뇌졸중이나 심장병이 일어나기 쉽게 된다고 맹목적으로 생각

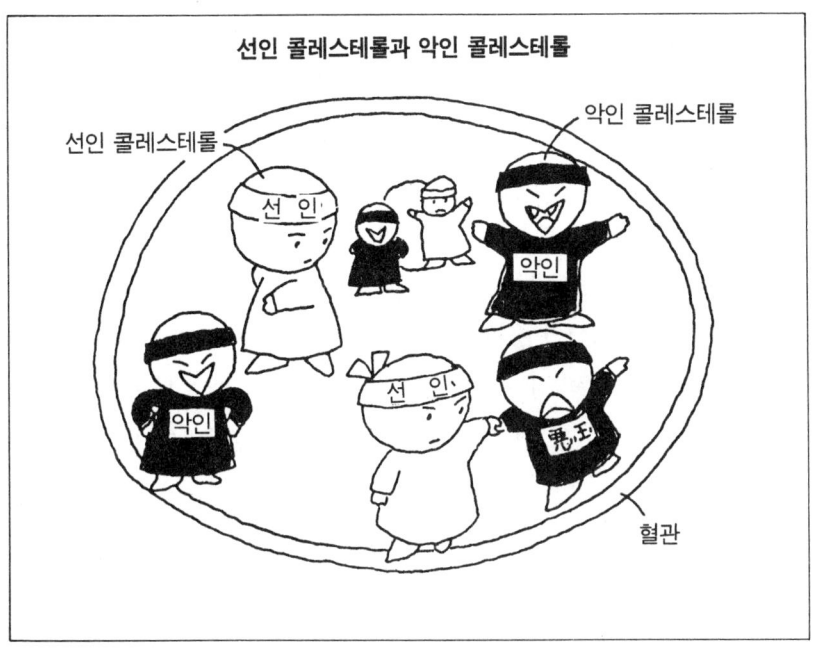

하고 있습니다. 확실히 콜레스테롤이 높으면 심근경색 등의 심장병은 틀림없이 일어나기 쉬운 것입니다.

그러나 미국이나 일본 등에서 행해진 연구의 많은 것은 혈청 콜레스테롤 치가 높다고 해 꼭 뇌졸중이 발증한다고는 하지 않는 것을 나타내고 있습니다. 뇌졸중과 콜레스테롤 치의 인과관계는 아직 확실히는 발견되지 않습니다.

콜레스테롤은 지방분의 일종으로 생명을 유지하기 위해 불가결한 물질입니다. 단, 최근 이 콜레스테롤에는 흔히 선인과 악인이라 불리는 2종류가 있는 것을 알게 되었습니다.

콜레스테롤 등 지방은 그대로 혈액에 녹지 않고 단백질과 결합한 형으로 녹아 이것을 리포탕파크라 부릅니다. 그 중에서 동맥벽에 모여 동맥경화를 촉진시키는 것이 LDL콜레스테롤(저비중 리포담파크)이고 흔히 악인 콜레스테롤이라 불리는 것이고 다른 하나가 동맥벽에 모인 콜레스테롤을 옮겨가는 역할을 하고 있는 HDL콜레스테롤(고비중 리포탕파크)로 불리는 선인 콜레스테롤, 선인 콜레스테롤이 많으면 동맥경화는 진행하기 어렵다고 말해집니다.

거꾸로 LPL 콜레스테롤이 높아지면 동맥경화가 진행될 것이므로 뇌졸중이 발증하기 쉽게 될 가능성은 충분히 있습니다. 또 혈중의 트리글리셀러라이드(중성 지방)이라 불리는 지방이 뇌졸중 발병에 관계있다고 보고하고 있는 학자도 있습니다. 이 점도 포함해서 혈중 지방과 뇌졸중의 관계는 심장병과는 달라 아직 결정적인 결론이 나오지 않았다고 말할 수 있겠죠.

그러나 특히 HDL(선인 콜레스테롤)이 낮고 중성 지방이 높은 사람은 역시 위험 신호, 요주의 인물이라 생각해도 좋다고 생각합니다.

당뇨병이나 심장병이 있는 사람

당뇨병 또는 거기까지 진행하지 않아도 혈액 중의 당의 대사 이상이 있는 사람은 특히 뇌경색이 되기 쉽다고 말합니다. 당의 대사 이상을 동맥경화를 촉진시키는 것입니다.

또 심장병이 걸렸던 사람, 심장병인 사람 또는 심전도에 이상이 있는 사람은 그것이 없는 사람에 비하면 뇌경색이 일어나기 쉬운 것은 통계상에서도 확실히 되고 있습니다.

특히 심방세동(心房細動)이라고 심장의 박동이 빠르고 맥박의 크기도 리듬도 불규칙하게 되는 병을 갖고 있는 사람은 그들의 이상이 없는 사람의 배 이상이나 높은 비율로 뇌졸중(특히 뇌색전증)이 생기기 쉬운 것을 알 수 있습니다.

이것은 심장에 작은 혈전이 생기기 쉽고 이것이 떨어져 뇌에 흘러 가 뇌색전증을 일으키기 쉬운 것과 심방세동의 원인이 되는 심장의 동맥경화와 뇌의 동맥경화가 똑같은 기반에서 일어나기 때문이라 생각됩니다.

비만한 사람

비만 그 자체가 뇌졸중 발생의 위험을 증가하는 것은 아닙니다만 비만이라면 고혈압이나 당뇨병이나 심장병 등 소위 성인병이 되기 쉬우므로 병을 합병한 비만인 사람은 뇌졸중이 되기 쉽다고 말할 수 있겠죠.

비만의 원인에 대해서는 최근 비만의 메카니즘의 해명도 진행되고 과식에 의한 섭취, 에너지의 과잉 이외에도 호르몬 그외 문제도 생각될 수 있게 되었습니다. 그러나 그것은 극히 조금이고 일반적으로는 역시 과식에 의한 비만이 가장 많다고 말할 수 있겠죠.

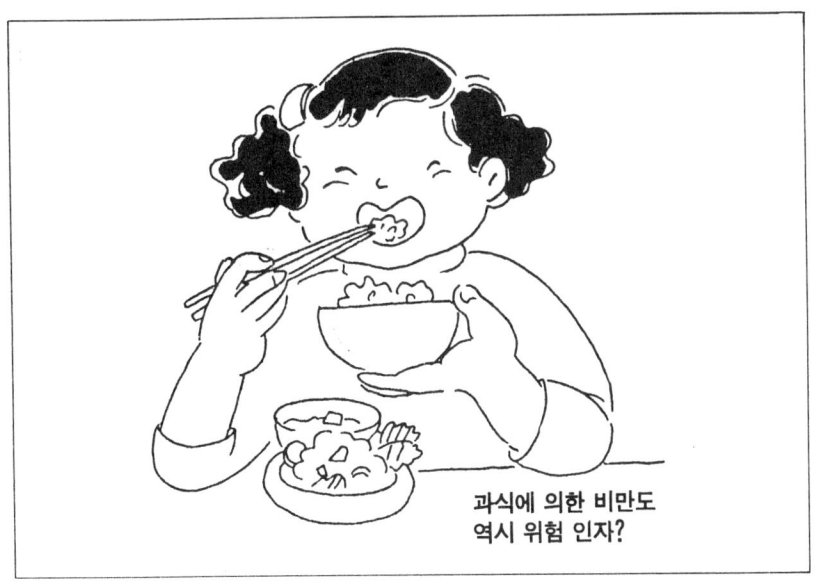

과식에 의한 비만도 역시 위험 인자?

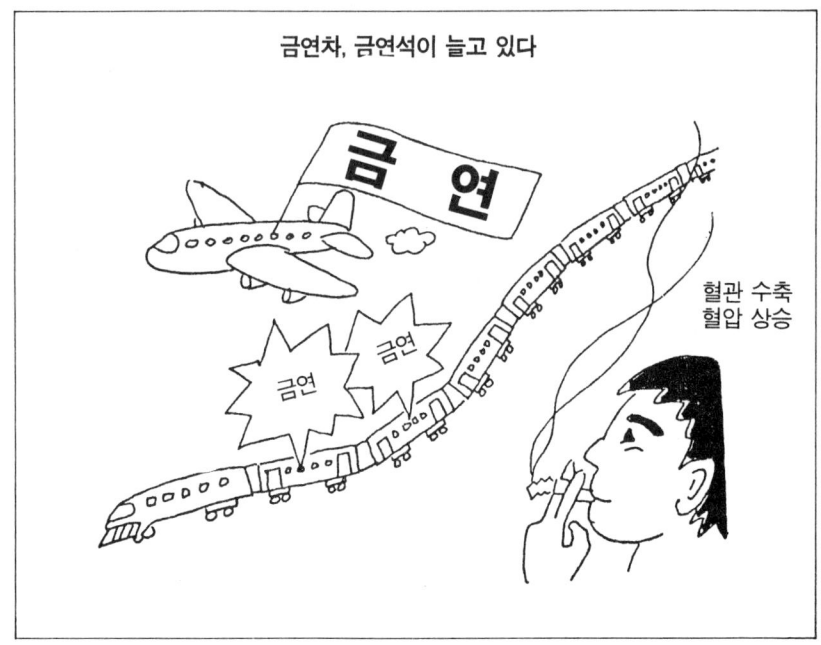

담 배

　담배가 해롭다는 것은 일반 상식이 되어 버려 전세계에서 담배를 금하는 세계 금연의 날(5월 31일)이 있을 정도입니다. 최근에는 고속버스나 비행기에서도 금연석이 늘고 있고 미국의 항공회사는 드디어 국내선을 전부 금연석으로 만들어 버렸을 정도입니다.
　담배의 니코틴은 혈관을 수축시켜 혈압을 높이고 혈액 속의 지방산이나 콜레스테롤을 증가시킨다고 합니다. 심근경색과 담배의 관계는 옛부터 알고 있었지만 담배를 계속 피우면 동맥경화를 진행시켜 부정맥이나 협심증, 심근경색을 유발하기 쉬운 것입니다.
　특히 최근에 외국에서는 흡연자는 뇌의 피 순환이 나쁘게 되고 뇌졸중

제3장/뇌졸중은 예방할 수 있다 67

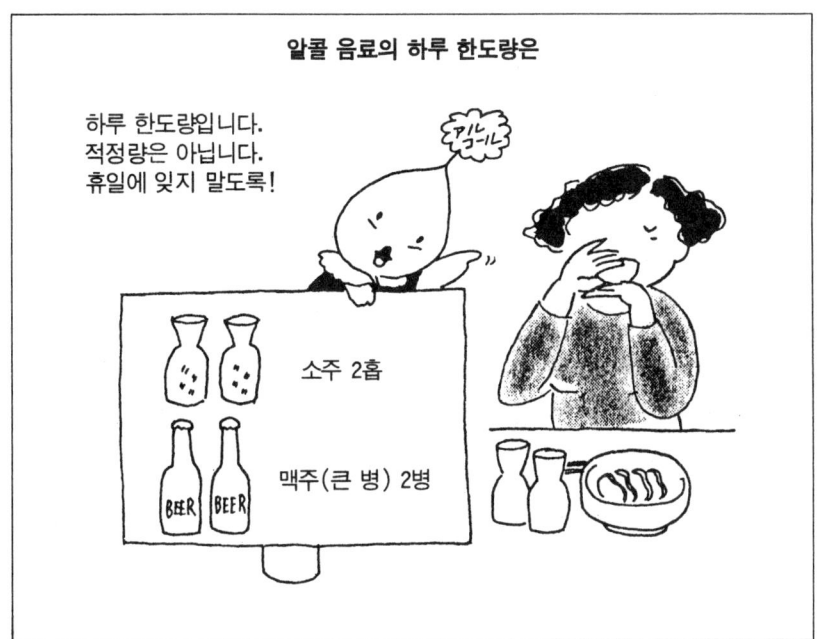

이 되기 쉽다는 데이타가 많이 나오고 있습니다. 백해무익한 담배는 뇌졸중 예방의 의미에서도 꼭 끊어야 할 것입니다.

술, 알콜

음료와 뇌졸중의 관계는 어떨까요? 외국에서는 뇌졸중의 하나인 지주막하 출혈이 주말에 발증하는 일이 많아 요일별 알콜의 소비량이 많은 날과 일치하고 있다는 보고가 있습니다. 우리들도 조사해 보았습니다만 우리 나라에서는 지주막하 출혈이 주말에 많다는 데이타는 나오지 않았습니다.

뇌경색이나 뇌출혈과 음주의 관계는 어떨까요? 우리 나라나 구미의 많은 학자가 그 관계를 연구하고 있습니다만 그것들을 전부 정리해 보면, 알콜을 에탄올 환산으로 매일 평균 50g 이상을 마시는 고령인 남성에게는 뇌경색이 일어나기 쉽다는 것을 익히 알 수 있습니다. 또 뇌출혈이나 지주막하 출혈은 더욱 소량의 알콜에서도 그 위험이 증가한다고 합니다.

소량의 알코올은 혈관을 넓히므로 뇌졸중에 대해 오히려 예방적으로 활동한다는 데이타도 있습니다만 그것을 확인한 보고는 아직 적은 듯합니다.

문제는 애주가는 소량이라고 하지만 무의식중에 과음해 버리는 위험성이 있다는 것입니다.

하루의 한도량으로서 2홉의 맥주라면 큰병 2병까지로 하고 싶습니다. 또 알콜은 에너지가 높으므로 마신 분량에 상응하는 칼로리만큼 주식을 잊지 않고 줄이는 것입니다. 그렇지 않으면 에너지 과잉으로 비만해집니다.

또 주에 2~3일은 술을 전혀 마시지 않는 날을 잊지 말고 만들어 주십시요.

그 밖의 위험한 요인

□혈중 요소치가 높은 사람

인간 도크(dock)나 건강진단 등으로 혈액 검사를 합니다만 검사의 결과를 들을 때 혈압이나 콜레스테롤 치를 주의해 몇 번이나 다시 듣고 메모하는 사람이 있습니다.

그러나 혈중 요소치나 적혈구의 수 또는 단백질의 값 등에 대해 그다지 관심이 없고 주의깊게 듣는 사람도 거의 없습니다.

지금부터는 그것들에 대해서도 혈압이나 콜레스테롤치와 같이 꼭 관심을 가져 주기 바랍니다.

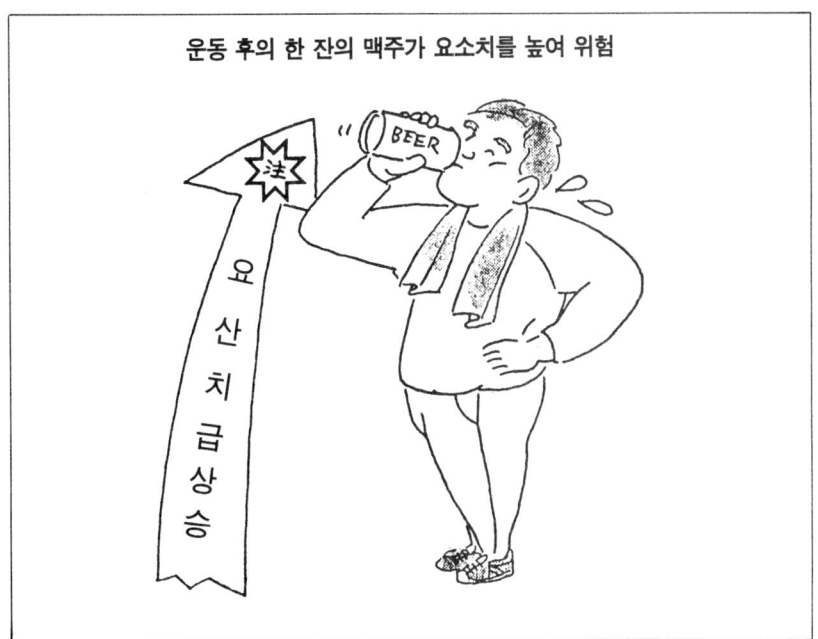

 혈중 요소치가 높아지면 통풍으로 발가락 등(특히 엄지와 붙은 부분)이 빨갛게 부어 올라 심한 통증이 일어나거나 요로결석(신장, 요관 등 요로에 생기는 결석)이 발생하기 쉬운 것은 널리 알려져 있습니다.
 그러나 의외로 알려져 있지 않은 것은 요소는 혈관으로 활동해 동맥경화를 일으켜 결국에는 뇌경색이나 일과성 뇌허혈 발작의 원인의 하나가 된다는 것입니다.
 그러나 요소치는 식사의 주의나 약을 먹는 것으로 그 값을 내릴 수 있으므로 자신의 혈압치를 잘 알고 있는 것과 같이 요소치를 알아 두면 좋겠죠. 요소치가 높으면 곧 손을 쓰는 일은 동맥경화를 예방하는 일도 됩니다.
 운동을 하고 땀을 흘린 후 한잔의 맥주를 즐기는 사람이 많다고 생각합니다만 이것도 요소치를 급격히 높이는 원인이 될 수 있으므로 평소부터 요소치가 높은 사람은 이런 점에도 주의해 주십시오.

□다혈증, 탈수

혈액 속에는 적혈구나 백혈구, 혈소판이 있고 그 중 적혈구가 적어지는 것은 빈혈인 것은 잘 알고 있습니다.

그러나 거꾸로 적혈구가 많은 사람도 있습니다. 적혈구 수는 성인 남자로 1mm^{3}중 평균 500만(450만~600만)개, 성인 여자가 평균 45F(400만~500만)개 정도 있습니다. 고열이 나거나 온도가 높아 다량의 수분이 땀이 나 요로 되어 나가 버리고 소위 탈수 상태가 되면 혈액이 진해집니다. 또 병 때문에 적혈구가 정상보다 많아지는 다혈증이라는 병도 있습니다.

탈수나 다혈증이 되면 혈액의 점조도가 늘어 끈적끈적해져 혈액의 흐름이 늦어지면 흐름이 원래 느린 곳에서는 예를 들어 혈관이 가늘어져 있는 곳에서는 적혈구들이 서로 밀치락 달치락한 상태가 되어 심한 경우에는 혈액이 흐르지 않게 되어 버리는 일도 있습니다.

자주 '나는 혈기가 왕성하다'고 말하는 사람이 있습니다만 이것은 자신이 머리나 전신의 피흐름이 나쁜 것이라고 말하고 있는 것과 같습니다. 그러니 말에는 주의하는 편이 좋겠죠.

□피브리노겐의 증가

혈액 속에는 여러 가지 종류의 단백질이 있습니다만 그 하나에 피브리노겐이라는 단백질이 있습니다.

이것이 증가하면 혈액이 굳어지기 쉬워지고 다혈증의 경우와 같이 혈액의 흐름이 나빠져 뇌졸중(뇌혈전)을 일으키거나 뇌졸중이 된 경우라면 병상이 악화되기도 합니다.

또 폐염이나 방광염 등 몸의 어딘가에 감염이 있으면 피브리노겐이

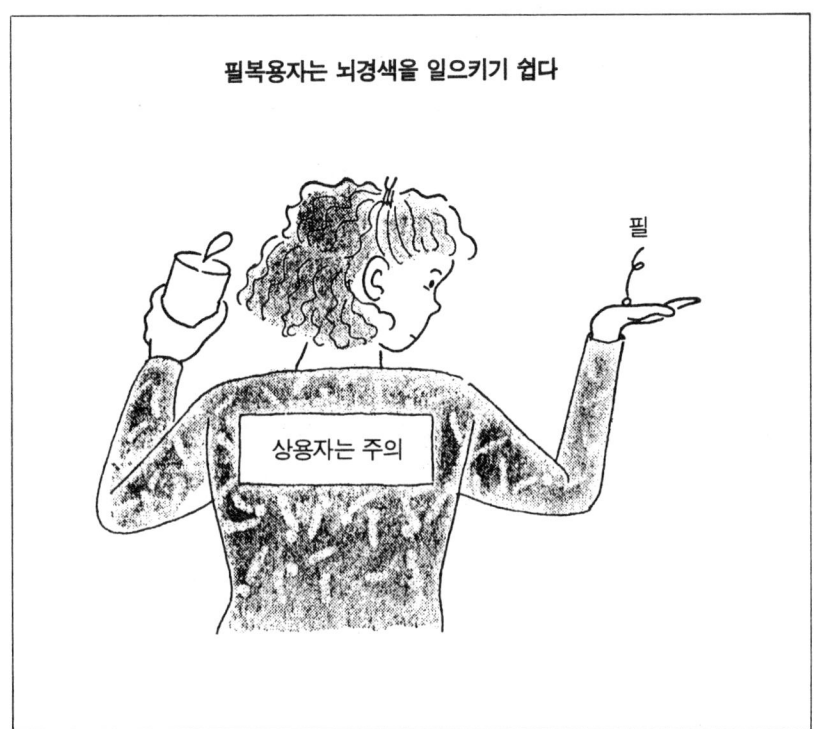

높아지는 일이 있습니다.

□경구 피임약을 먹고 있는 사람

미국에서는 젊은 여성의 뇌졸중(거의 뇌경색) 원인의 주요한 것의 하나로서 경구 피임약의 복용을 들 수 있습니다.

실제로 젊은 여성의 뇌경색 예를 모아 조사해 보면 경구 피임약의 복용자는 복용하지 않는 사람의 3~4배의 높은 뇌경색을 일으키고 있는 것을 알 수 있습니다.

생리일을 바꾸는 호르몬도 같습니다. 상용하고 있는 사람이 있으면 이 점을 고려해 주기를 바랍니다.

뇌졸중은 이런 때
일어나기 쉽다
── 발작의 유인(誘因)이 되는 것

 여기에서는 일상 생활 중에서 어떤 때에 뇌졸중이 일어나기 쉬운지 뇌졸중을 일으키기 쉽게 되는 상태로는 어떤 것이 있는지를 이야기해 봅시다. 전항에서 소개한 뇌졸중을 일으키기 쉬운 요인을 갖고 있는 사람은 특히 이 항목도 주의깊게 읽어 주십시오.
 다음 그림은 뇌졸중의 유인이 되는 것을 나타낸 것입니다.
 가장 빈도가 높은 것은 일하는 중과 수면 중 또는 기상시입니다만 그렇다고 해서 뇌졸중을 무서워해 일을 하지 않거나 수면을 취하지 않을 수는 없습니다.
 어느쪽인가 하면 뇌출혈이나 뇌색전증은 일하는 중이나 운동 중에 일어나기 쉽고 뇌혈전 등은 수면 중 또는 기상시에 알아채는 일이 많다는 것을 알고 있으면 좋겠죠.
 종종 어젯밤까지는 가족과 잘 이야기했다가도 다음날 아침 좀처럼 일어나지 않아 방을 들여다 보면 마루 위에 쓰러져 있는 것을 볼 수 있는데, 이러한 경우는 뇌혈전증인 경우가 많습니다.

배변, 재채기

 화장실에서 힘을 주면 뇌졸중이 일어나기 쉽다고 일반적으로 말합니

제3장/뇌졸중은 예방할 수 있다 73

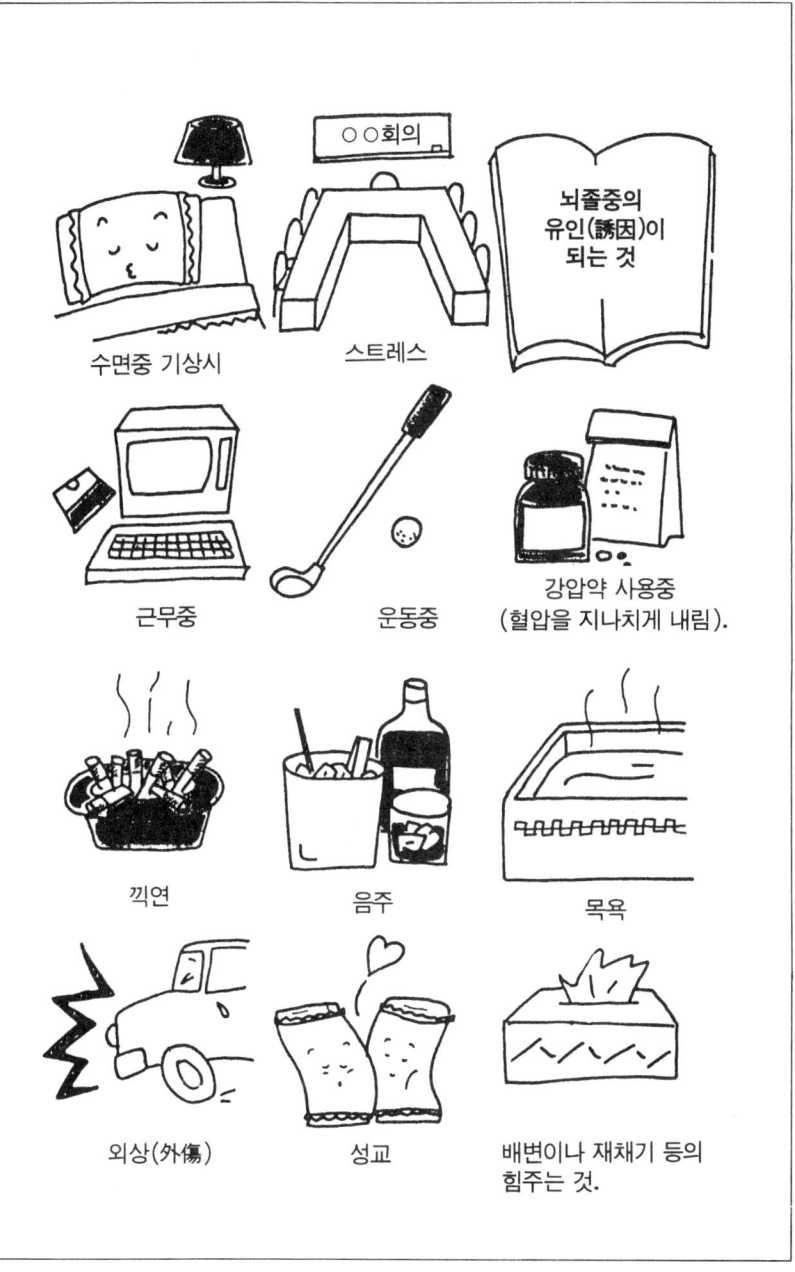

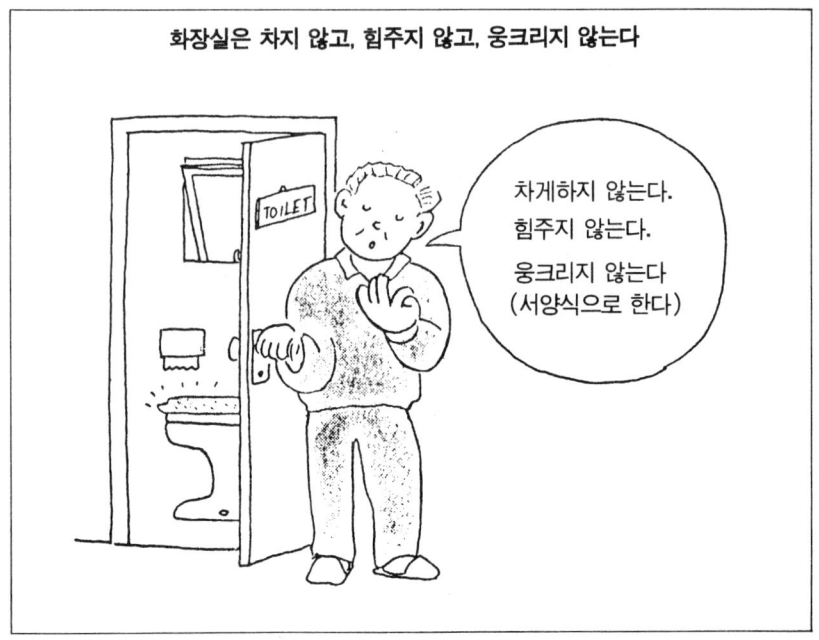

다. 확실히 화장실에서 힘을 주면 혈압이 급히 올라갔다가 그 후에 급히 떨어지곤 하므로 뇌졸중(특히 뇌출혈)이 일어나기 쉽다고 말할 수 있습니다. 특히 구식 화장실은 웅크리기 때문에 힘을 주는 것이 심하고 다른 곳보다 혈압이 상승합니다. 또 화장실 안이 추운 것도 전신의 혈관을 수축해 혈압을 올리기 쉽게 만드는 원인이 됩니다.

앞에서 설명했듯이 뇌졸중의 위험 요인을 가진 사람은,

① 화장실은 춥지 않게 한다.
② 힘주지 않는다.
③ 웅크리지 않는다.

이상 세 가지를 주의해 주십시오.

화장실의 보온에 주의하고 구식 화장실이라면 수세식 화장실로 바꾸던가, 또는 구식 화장실 위에 걸터앉는 식의 변화를 놓아서 수세식으로 사용하고 식사에 주의해 심한 변비가 되지 않도록 주의하면 좋겠죠.

최근 우리들의 병원에 재채기를 하자마자 일어났다고 생각되는 뇌출혈 환자가 입원해 왔습니다. 그러나 이것은 예외적으로 우리가 지금까지 본 환자들 중에서 재채기를 하자마자 일어난 뇌졸중은 이 분이 처음이었습니다.

재치기로 뇌졸중 발작이 일어나는 것은 극히 드물기 때문에 그다지 신경질을 부리지 않는 편이 좋을지도 모릅니다.

스트레스, 과로

스트레스나 과로도 뇌졸중의 유인이 된다고 말했습니다. 스트레스나 과로는 오히려 뇌졸중의 원인이 되는 고혈압이나 동맥경화, 고지 혈증 등에 관계가 깊다고 하는 편이 이해하기 쉬울지도 모릅니다.

내가 본 환자는 아직 40살 정도의 중년 남성이었지만 상당히 커다란 건축 관계의 급한 일을 맡아 거의 불면인 상태로 밤을 세우며 훌륭히 일을 마무리 했지만 완성한 날에 그만 뇌경색으로 쓰러졌습니다.

또 해외 출장 중에 외국에서 뇌출혈이나 뇌경색을 일으킨 사람 또는 출장전에 상당히 일을 꾸준히 무리를 해 출장을 무사히 마치고 돌아온 직후에 뇌경색이 되었다 라는 예도 내 주위에 적지 않습니다.

그러나 요즈음의 세상에 과로나 스트레스 없이 살아가는 것은 거의 불가능에 가깝다고 생각됩니다. 오히려 그것을 과도하게 걱정하는 편이 자신에게 있어 스트레스가 되기 쉽습니다.

유인에는 이런 것이 있다는 것을 아는 것은 필요합니다만 유인에 대해 이것 저것 걱정하기 보다도 앞에서 이야기했던 위험 요인을 배제하는 방향에서 예방을 준비해 두면 좋다고 생각합니다.

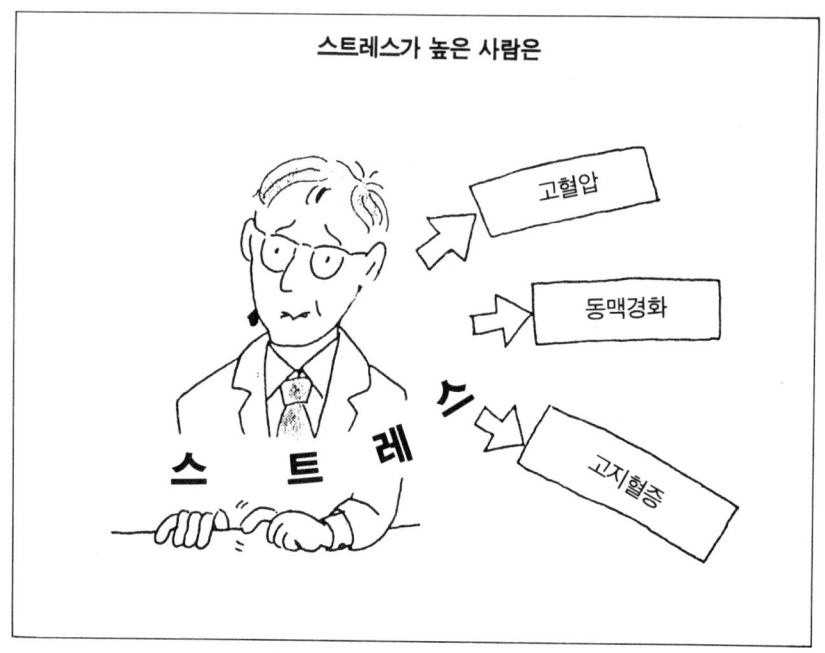

목 욕

　목욕중에 죽은 고령자의 이야기는 자주 듣습니다만 그 수는 그만큼 많지 않습니다. 목욕에 대해서 가장 주의해 둘 것은 고혈압이라는 위험 인자를 가진 사람의 경우입니다.

　특히 좋지 않은 것은 차가운 몸의 상태로 갑자기 뜨거운 탕으로 뛰어들어가는 것입니다. 혈압의 변화는 사람에 따라 다릅니다만, 급하게 상승했다가 급하게 하강할 가능성도 있습니다.

　추우면 자율 신경은 체열이 상하지 않도록 체표면의 혈관을 수축시킵니다. 그렇게 하면 혈압은 반사적으로 높아집니다. 추운 시기에는 혈압이 그다지 높지 않은 사람이라도 혈압이 올라가기 때문에 고혈압인 사람은

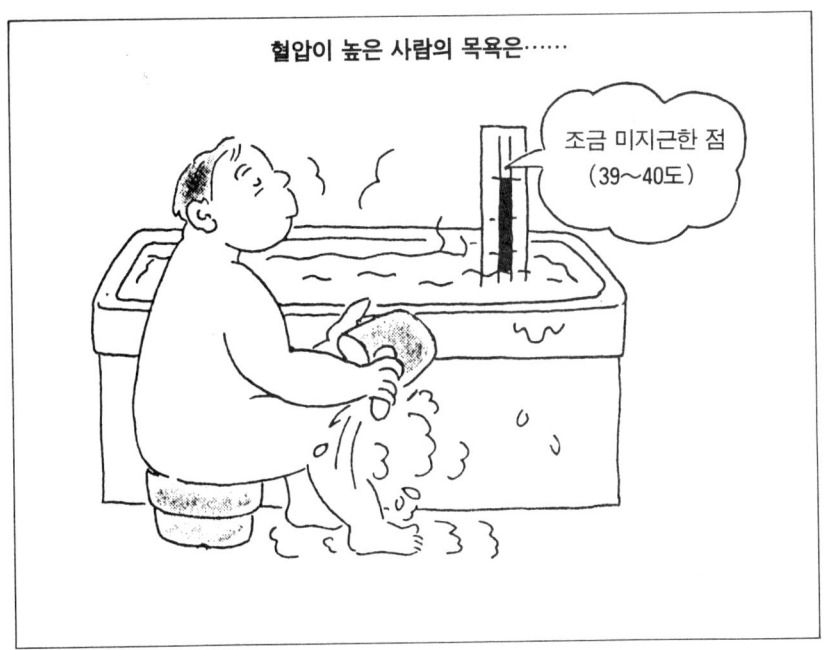

특히 주의할 필요가 있습니다.

먼저 탈의실의 보온, 목욕탕의 보온에 주의하고 목욕탕에 들어갈 때는 물을 몸에 끼얹고 조금 미지근한 39~40도 전후의 탕으로 천천히 들어갑니다.

이 정도의 온도라고 올리면 좀 추우니까 겨울 등에는 올릴 때즈음 뜨거운 물을 더 넣을지 데울지 40도를 조금 넘길 정도로 해 조금 따뜻한 것에도 올릴 정도로 하면 이상적입니다.

고혈압인 사람은 목욕 후에 냉수를 끼얹는 등의 일은 당연히 금물입니다.

옛부터 나이가 들면 목욕이 가장 좋지 않다고 합니다만 그 이유중 하나가 처음에는 탈의실도 목욕탕도 잘 따뜻하지 않거나 탕온의 조절도 충분치 않고 너무 뜨겁거나 너무 미지근한 것을 들 수 있기 때문입니다. 이상의 주의를 지키면 목욕을 두려워할 필요는 없고 오히려 스트레스 해소를 위해서도 좋은 것이라 생각됩니다.

온천탕에서는 물의 온도를 자신이 조절할 수 없는 일도 있습니다만 탕온이 높으면 욕조에 들어갈 때까지 충분한 시간을 두도록 합니다. 그리고 욕조에 들어가기 전에 발끝에서 점점 어깨 쪽으로 물을 끼얹고 뜨거운 탕에 몸을 익히고 나서 서서히 들어가면 혈압을 올리거나 심장에 부담을 주는 일을 적게 할 수 있습니다.

성 생활

성 생활이 인간에게 있어 중요한 생활의 일부인 것은 당연합니다만 지금까지 우리 나라에서는 섹스를 논하는 것이 금기되어 있어서인지 뇌졸중과 성 생활의 관계를 조사한 데이타는 거의 없습니다.

그러나 뇌졸중의 유인에도 성교가 들어가 있듯이 경험적으로는 성교중에 뇌졸중을 일으키는 일이 있는 것으로 알려졌습니다. 성교사의 원인에는 심근경색 등의 심장사에 이어 뇌졸중을 들 수 있습니다.

성 교사는 남성이 많고 뇌졸중에서는 특히 지주막하 출혈과 뇌출혈이 많습니다. 이것은 성교사의 남성의 상대로 어쩐지 본처 혹은 내연의 처가 아닌 경우가 많은 것으로 소위 혼외 성교라 말해도 개인차가 큽니다만 보통의 성 생활이라면 특별히 걱정할 필요는 없다고 생각합니다. 물론 술을 과음한 후라면 피하는 것이 좋습니다만……

드물게는 뇌경색이 성교시에 일어나는 일도 있습니다만 이에 관해서의 자세한 자료는 그다지 없습니다.

그 밖에

그 밖에 음주라든지 외상 혈압의 지나친 저하 등도 뇌졸중의 계기가 되는 일이 있습니다. 나의 숙부는 이전부터 심방세동이라는 심장의 부정맥이 있었습니다만 밖에서 마시고 있을 때 뇌중색을 일으켰습니다. 알콜의 과잉 섭취는 부정맥이 있는 사람에게는 반드시 금해줄 것입니다.

두부 외상 직후에 뇌졸중으로 되는 사람도 있습니다. 그리고 골프가 한창일 때 심근경색이 되는 사람도 자주 있습니다만 때로는 뇌졸중을 일으키는 사람도 있습니다.

또 고혈압 치료중에 약을 과용해 혈압이 지나치게 저하되어 피의 순환이 나빠져 뇌졸중을 일으키는 일도 있습니다. 고혈압의 치료는 언제나 혈압을 충분히 체크하면서 행하는 것이 필요하고 단지 약을 먹고 있으면 좋다 라는 뜻은 아닙니다.

아이들이나 젊은 사람에게도 일어나는 뇌졸중

젊은 사람의 뇌졸중 발생률도 증가 추세

많은 사람이 뇌졸중은 노인의 병이라 생각하고 있습니다. 확실히 뇌졸중의 발증 연령을 보면 지주막하 출혈을 빼고는 60세 이상의 사람에게 많이 일어나고 있는 것을 알 수 있습니다.

그러나 최근의 뇌졸중의 입원 환자들을 보고 있으면 40세, 50세대의 한창 일할 사람에게도 많고 또 세계적인 통계를 보아도, 40세 이하의 젊은 사람에게도 뇌졸중이 일어나고 있습니다.

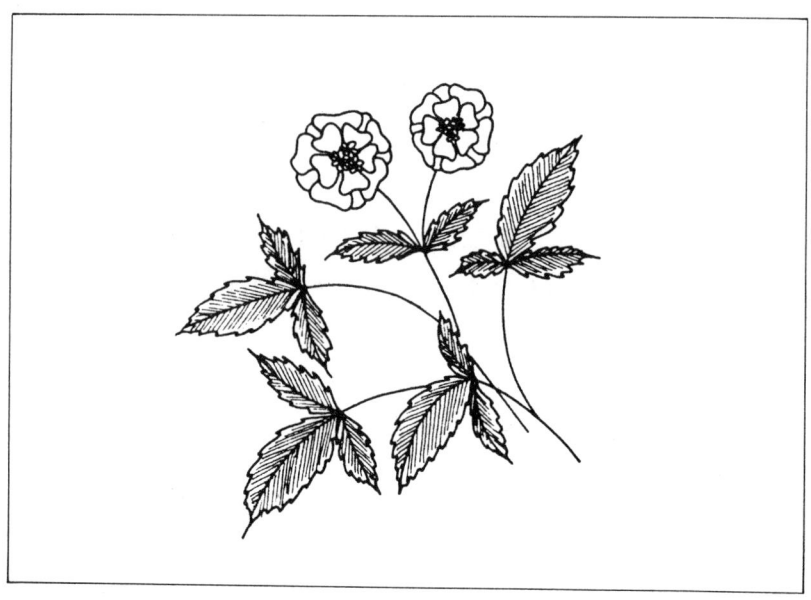

그러나 젊은 사람들에게 일어나는 뇌졸중과 중년 이상의 사람에게 일어나는 뇌졸중과는 그 원인에 있어 다소 차이가 있습니다. 젊은 사람의 뇌졸중은 반드시 고혈압이나 동맥경화가 원인이 아니고 그 종류도 고령자와는 반드시 같지는 않습니다.

여기에서는 나의 경험을 근거로 아이들이나 젊은 사람에게 비교적 많이 일어나는 뇌졸중 모야모야병과 아이들에게 일어나지만 빠뜨리기 쉬운 연필 외상에 의한 내경동맥 폐색증에 대해 설명하고 싶습니다.

뇌졸중을 아이들이나 젊은 사람에게도 일어난다는 것을 일반 사람에게 더욱 인식시켜 주고 싶습니다. 젊은 사람이라도 의심스런 증상이 있으면 빨리 전문가에서 보이도록 어드바이스해야 겠습니다.

모야모야병(윌리스 동맥륜 폐색증)

이 병은 2~10살의 아이들, 또는 그것 이상의 비교적 젊은 사람에게 발증합니다.

갑자기 편마비, 언어 장애, 시력 장애, 경련, 의식 장애, 심한 두통이나 구토 등으로 시작되고 뇌혈관 촬영을 하면 정상에서는 보이지 않는 이상한 혈관망이 어슴프레한 상으로 보이는 점에서 '모야모야병'이란 이름으로 불리고 있습니다만 정식으로는 '윌리스 동맥륜 폐색증'이라고 합니다.

다음의 사진을 봐 주십시오. 아래쪽의 화살표가 있는 내경동맥이 얇고 두개골 속에 들어간 곳에서 급히 좁아져 그 앞을 정상으로 볼 수 있는 혈관은 없고 대신이 뢴트겐상에서도 알 수 있는 가는 혈관이 덩어리같이 (위측의 화살표) 섞여 들어와 비치고 있습니다. 이것은 정상인 혈관이 막혀버려 대신 이 바이패스와 같은 새로운 혈관이 많이 생겨 있기 때문으로 이것이 어른어른한 느낌으로 비치므로 모야모야병이라 이름 붙여진 것입니다.

□증상의 특징

이 병은 아이들에서는 일과성 뇌허혈 발작이나 뇌경색과 같은 증상으로 시작되는 일이 많습니다.

심하게 울거나 급하게 달리거나 하모니카 등을 불려고 힘을 주려 할 때 등에 일시적으로 편마비나 의식 장애(멍하게 의식이 없어지는 것) 등이 나타납니다.

□뇌경색과 같은 증상이 나타나는 것은

굵은 혈관이 막혀 있어도 바이패스(부혈행로 ; 副血行路)가 생겨 있어 뇌는 거기에서 필요 최저 한도의 혈액을 받을 수 있으므로 보통은 특별한

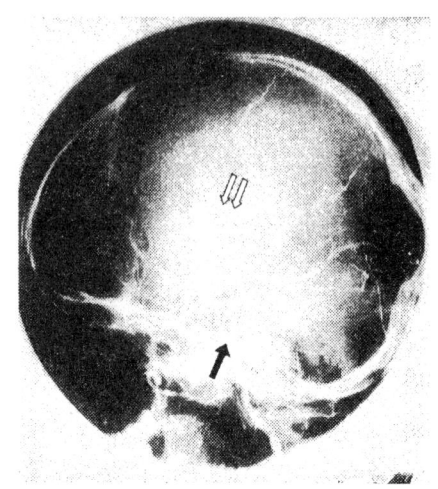

모야모야병의 뇌혈관 촬영상

증상은 나타나지 않습니다만 앞에서도 기록했듯이 힘을 주거나 심하게 울어젖히거나 해 뇌 안의 압력(뇌압이라고 말합니다)이 조금 높아지면 혈액이 잘 흐르지 않게 되어 가장 혈액의 흐름이 나빠진 부분의 뇌의 증상(예를 들면 운동중추 주변이라면 반대측의 손발 마비 등)이 일시적으로 나옵니다.

그러나 아이들의 일이라서 부모에게 하소연하지 않기도 합니다. 거기다 일반적으로 증상은 일시적이라 곧 사라져 버리기 때문에 부모도 1~2번의 발작으로는 알아채지 못하는 일도 많습니다. 또 때로는 아이들이 이상을 호소해도 꾀병을 부리고 있다고 착각하여 방치하는 일조차 있습니다.

발작은 반복해 일어나고 때로는 지속적인 마비가 되어 버리는 일도 있고 거기서 비롯해 의사를 방문하는 일도 있습니다.

□ P시에서 온 환자의 예

이 병의 글을 잡지에 썼을 때 그것을 읽고 집의 아이도 어쩌면 이 병이 아닌가 하고 걱정하며 진찰을 받으러 온 사람들이 있습니다.

검사 결과 2명의 아이도 틀림없이 '모야모야병'이었습니다. P시에서 온 아이는 그 이래 1~2년에 한 번은 병원에 오고 있습니다만 벌써 20세 가까이 되어 완전히 보통의 건강한 아가씨와 똑같이 생활하며 통학하고 있습니다.

□ 어른에게도 일어나는 모야모야병

성인에게 이 모야모야병의 증상이 나타날 때는 갑자기 심한 두통이나 구토 등 마치 뇌 속에 출혈이 일어난 것 같은 증상으로 시작되는 일이 많습니다.

이 경우로서는 당장 날림으로 하는 일이나 다소 수고를 덜 수 있는 것으로 이루어진 저항력이 약한 바이패스의 혈관이 급히 혈압이 올라갈 때에 파괴되어 출혈이 일어나 증상이 나타납니다.

내가 의사가 된 지 얼마 안 되어 당시 23세의 여성이 친구집에서 갑자기 심한 두통을 일으켜 의식을 잃고 구급차로 운반되어 왔습니다.

검사한 바 뇌 척수액은 새빨갛게 뇌 속에 출혈해 있는 것이 증명되어 뇌혈관 촬영에서 모야모야병인 것이 확인되었습니다. 의식은 한참후에 돌아왔습니다만 상당히 큰 출혈로 실어(失語) 등의 증상이 한 때 남았습니다. 그 후 20년 정도 지났습니다만 재발도 없고 현재는 행복한 결혼생활을 보내고 있다고 합니다.

□ 후유증은? 수술은?

여기에 예를 들었던 사람들이나 체험 예의 사람들은 다행히도 거의 후유증 없이 살고 있습니다만 가벼운 편마비 등의 후유증이 남는 경우도 있습니다.

이때는 리허빌리테이션 등 보통 뇌졸중 치료를 실시합니다만 젊은 사람이 많은 만큼 마비 등의 회복은 고령자의 뇌졸중보다 약한 것이 많습니다.

또 뇌 외과에서 수술받은 사람도 많습니다만 이 병으로 수술을 할지 어떨지는 신중하게 의사와 상의하고 나서 결정하는 편이 좋다고 생각합니다.

연필 외상에 의한 내경동맥 폐색증

소아과 영역에서 급성 소아 편마비라 불리는 병이 있습니다. 이것은 유소아에게 갑자기 일어나는 한쪽 손발의 운동 마비로, 이 병의 많은 사람들은 원인을 알지 못한 채 그리고 증상을 남긴 채 성장하고 있습니다.

□처음 발표한 연필 외상

언젠가 15살 소년이 환자라며 왔습니다. 생후 2년 정도 지난 어느날 갑자기 왼쪽의 수족에 마비가 일어나 어느 대학 병원에 급하게 입원했지만 진단이 나오지 않은 채 마비가 고정돼 버렸다는 것입니다. 그 후 왼쪽 상지는 전연 움직일 수 없고 걷는 것은 어떻게 됐지만 왼쪽 손발에 자주 간질 같은 경련이 일어난다고 합니다.

진찰하자 좌수족은 우수족에 비해 발육이 극히 나쁘고 좌우가 심하게 균형없이 되어 있었습니다. 입원해 검사를 하기로 했습니다만 입원해 며칠후에 만나러 온 소년의 어머니에게 십수년 전의 마비가 나타났을 당시의 일을 우연히 들을 수 있었습니다.

연필을 입에 문 채 넘어짐

□ 연필로 목을 깊이 찌르다

당시 소년은 아직 1살 11개월이었습니다. 어느날 깎지 않은 연필 끝을 입에 문 채 아버지와 장난하며 놀고 있다가 잘못해서 그대로 앞으로 기우뚱히 자빠지는 바람에 물고 있던 연필로 우측의 목(후두) 깊은 곳을 찔렀습니다.

양친은 곧 소년의 입속을 보았지만 구강 내에는 직경 2mm 정도의 상처가 있을 뿐이었고 그 상처에서의 출혈도 곧 멈추었기 때문에 그 후 신경쓰지 않았다 라는 것입니다.

□ 다음날 갑자기 왼쪽 손발에 마비가

그렇지만 다음날 갑자기 손발에 마비가 일어나 곧 근처 대학 병원에 입원시켰습니다만 급성 소아 편마비라는 진단이 있었을 뿐 원인에 대해서는 아무것도 알지 못한 채 퇴원해 그때까지 이르렀다는 것입니다.

그래서 확실히 하기 위해 당시 입원했던 대학 병원에 내측에서 문의해 오랜 진료 기록 카드를 조사해 보았더니 역시 오른쪽 구경내에 직경 2~2.5mm의 작은 상처가 있었다고 기재되어 있었습니다.

이것은 구미에서 말하는 펜슬 외상(연필 외상)의 경과와 완전히 일치합니다.

어린아이가 연필이나 작은 장난감 화살, 아이스크림이나 푸딩의 스틱 막대기 등을 입에 물고 놀고 있다가 그대로 넘어지거나 드물게는 어른이 스틱스톡이라든지 막대기 모양의 물건을 입에 물고 있던 채로 넘어져 목에 비교적 표면 근처를 통하고 있는 내경동맥을 강하게 압박했기 때문에 그 후 혈관이 막혀 버려 그 반대측 손발에 마비가 생기는 것이 이 병입니다.

□ 혈관 촬영에서도 혈관이 막혀 있는 것을 알았다

혈관 촬영을 실시한 우측의 내경동맥의 꼭 후두 높이의 위치에서 혈관이 완전히 막혀 있었습니다. 아마 연필로 목을 찔렀을 때 급격히 혈관이 압박되어 혈액의 흐름이 나쁘게 되어버렸겠죠. 모야모야병 때와 같이 바이패스가 생겨 곧이어 폐색한 부분에서 혈전이 위쪽(뇌쪽)으로 늘어나 뇌경색이 되고, 그 결과 왼쪽 손발에 마비가 일어났고 또 뇌경색 부분이 원인이 되어 후유증으로 자주 경련 발작을 일으키고 있다고 추측됩니다.

이것이 내가 처음으로 정식으로 발표한 '연필 외상'의 예입니다만 그 후 몇 군데의 병원에서 같은 증례가 발표되었습니다. 원인불명의 급성 소아 편마비로 진단된 예 중에 이 병이 꽤 있지 않을까 생각됩니다.

어린아이가 입에 물건을 물고 놀고 있는 것을 평상시에도 자주 볼 수 있습니다만 충분히 주의해 곧 말리도록 주위 사람들이 신경써야 할 것입니다.

뇌졸중은 이렇게 예방한다

앞 장에서 계속 읽어 온 사람이라면 뇌졸중은 항상 주의하는 대로 어느 정도 예방할 수 있지는 않을까 하는 느낌이 들 것입니다.

그대로 본인이나 주위 사람이 항상 건강 관리에 주의하고 있으면 적어도 뇌졸중이 일어날 가능성은 줄일 수 있습니다. 그리고 세계적으로도 있지만 뇌졸중에 의한 사망률이 조금씩이나마 실제로 줄고 있습니다. 이것은 다소나마 모두가 뇌졸중 예방에 노력하고 있는 성과가 나타나기 때문이라고 말해도 좋겠죠.

그러나 그 노력도 아직 만족할 수 있을 정도는 아닌 것이 사실입니다. 그것은 여러분만이 아니라 국가에 대해서도 말할 수 있습니다만 그럼 어떤 주의를 하면 좋은가를 중심으로 구체적으로 설명해 가겠습니다.

다시 한 번 뇌졸중의 원인을 생각한다

뇌졸중이 왜 일어나는가를 다시 한 번 여기서 짚어 봅시다. 뇌졸중의 첫번 원인은 고혈압과 동맥경화라고 앞에서도 밝혔습니다. 물론 이것들과 관계없는 젊은 사람의 뇌졸중의 예도 있습니다만……, 적어도 뇌졸중 중에서도 가장 많은 뇌경색과 뇌출혈은 고혈압과 동맥경화가 원인이라 생각해도 좋습니다.

여기에서 다시 한 번 '뇌졸중의 위험 인자'를 봐 주십시오. 가령 남성, 고혈압, 심전도 이상, 당대사 이상, 고뇨산혈증, 고피브리노겐 혈증, 다혈증, 끽연, 음주 등. 이것들은 확실히 뇌졸중을 일으키는 인자로 볼 수 있습니다만 무엇보다 고혈압과 동맥경화를 일으키기 쉬운 인자로도 있는 것입니다.

이 중에서 '가령' 결국 나이를 먹는 일은 누구에게도 어쩔 수 없는 것으로 예방할 수 없습니다. 또 '성'에 대해서도 남성 쪽이 여성보다도 다소 뇌졸중에 걸리기 쉽습니다만 이 성별이라는 인자도 예방이란 면에선 어쩔 수도 없습니다.

그러나 그것 이외의 위험 인자에 대해서는 노력하는 대로 없애는 일도 가볍게 하는 것도 가능합니다. 결국 뇌졸중의 발증을 예방하는 것이나 또 비록 뇌졸중이 일어나도 경증으로 끝날 수가 있다고 생각합니다.

뇌졸중 예방은 먼저 혈압의 콘트롤에서

고혈압은 뇌출혈이나 뇌경색의 가장 큰 위험 인자이고 혈압이 높다는 것만으로 뇌졸중 발생이 원인이 되는 것은 아니고 연령과 함께 진행해 가는 동맥경화를 더욱 촉진시키는 인자로서도 활동하고 있기 때문에 뇌졸중 예방은 먼저 혈압 대책부터라고 말해도 좋겠죠.

고혈압은 적절한 식사 요법(특히 염분의 제한)과 약물 요법으로 컨트롤할 수 있을 정도까지 현재 의학은 발달하고 있습니다.

뇌졸중을 예방하기 위한 구제책의 제일이라 말하면 35세 이상이 되면 혈압을 가능하면 일년에 몇 번은 정기적으로 체크를 하고, 만일 고혈압이 발견되면 곧 혈압을 철저히 컨트롤 하는 것부터 시작해야 하겠죠.

비교적 젊고 뇌졸중으로 입원해 있던 사람에게 나는 자주, 이런 질문을 합니다. '지금까지 혈압이 높다고 들을 적은 없습니까?' 많은 사람은 '들을 적이 있습니다'고 대답합니다.

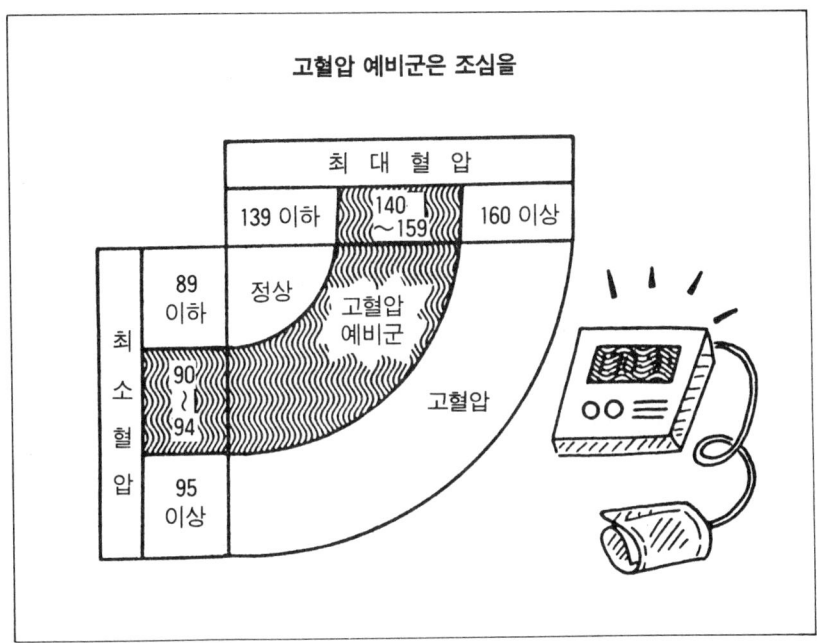

그러나 '그러면 치료는 했습니까?'하고 물으면 '아뇨, 전혀 하지 않았습니다'라든지 '시작했지만 일이 바빠서 도중에 그만두어 버렸습니다'라는 대답뿐이고 '열심히 치료에 전념해 의사에게 칭찬받았었는데' 등의 대답은 좀처럼 듣지 못했습니다.

30~50세 때의 비교적 젊은 사람으로 고혈압, 특히 최저 혈압이 높은 사람은 곧 의사의 지도 아래 식사 요법부터 시작해 주십시오.

□ 고혈압 예비군은 이런 것에 주의를

고혈압에는 여러 가지 기준이 있습니다만 WHO(세계보건기관)의 혈압 분류에 의하면, 고혈압으로는 최고(최대 또는 수축기, 혈압이 160밀리 이상이던가, 최저(최소 또는 확장기) 혈압이 95밀리 이상 또는 이 양쪽에 꼭 들어맞는 경우를 말합니다.

정상 혈압으로는 최고 혈압이 139밀리 이하이고 최저 혈압이 89밀리 이하의 경우를 말합니다. 이 고혈압과 정상 혈압 사이의 사람도 많이 있을 것으로 이 중간의 혈압인 사람을 경계역(境界域) 고혈압이라 부르고 고혈압 예비군이라고도 부르고 있습니다.

고혈압 예비군인 사람은 장래 진짜 고혈압이 될 가능성이 높으므로 이 시기부터 식사에 대한 주의를 시작하세요. 물론 적절한 운동과 휴양도 필요합니다.

□염분은 하루 10g 이하로

염분이 약간 적은 식사를 하는 것은, 소금의 성분의 하나인 나트륨이 혈압을 올리는 작용을 하기 때문입니다. 우리나라 사람들은 구미인이나 그 외 다른 인종에 비해 염분을 불필요하게 많이 섭취한다고 말합니다.

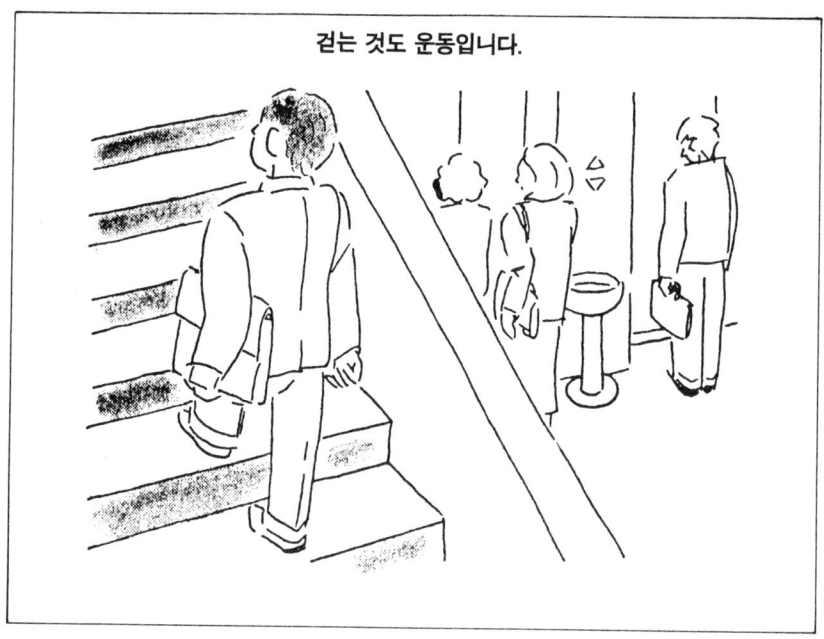

걷는 것도 운동입니다.

염분의 지나친 섭취는 몸에 나쁘고 특히 고혈압이나 심장, 신장에도 나쁘다는 것이 일반 상식이 되었습니다만 그래도 하루 염분 섭취량은 10~15g으로 많습니다. 그러므로 10g 이하로 낮추는 게 좋습니다.

 식생활도 상당히 변화해왔습니다만 여전히 된장국이나 조림, 어묵 등 염분을 많이 함유하는 음식을 좋아하는 사람이 있습니다. 된장국이나 맑은 국은 하루 한 그릇으로 제한하고, 김치는 하룻밤 절인 염분의 적은 것을 택하는 등 주의하면 큰 차이도 날 수 있습니다.

 인스턴트 라면을 국물까지 전부 마셔버리면 그것만으로도 하루의 염분은 거의 섭취하게 됩니다. 우동이나 국수도 국물까지 전부 마시지 말도록 합시다. 국수물을 넣어 국물을 전부 마시는 등은 고혈압인 사람은 절대로 주의해 주십시오.

□적절한 운동과 휴식

 식사의 주의와 함께 필요한 것은 적당한 운동과 휴식입니다. 휴식이라 해도 아무것도 안 하고 옆으로 누워 있는 것을 말하는 것이 아닙니다. 심신의 휴식을 취하는 것이 필요한 것입니다. 자신의 일을 잠깐동안 잊고 쉴 수 있는 시간을 갖는 계획을 세우십시오.

 운동도 무엇이나 조깅이나 테니스, 골프를 하지 않아서는 안 된다는 것은 아닙니다. 버스 통근 이라면 한 정거장 정도 전에 내려 걷고 엘리베이터나 에스컬레이터는 될 수 있는 한 이용하지 않으며 가까운 곳은 걷거나 전철을 이용하는 것이나 산보를 하는 등이라도 좋습니다.

□약을 사용한 혈압 관리

 식사나 일상 생활에서 주의를 해도 혈압이 내려가지 않는 경우는 강압약을 이용합니다. 간혹 신문이나 그 외 매스컴이 약해(藥害)라 떠들어서

☆1회에 먹는 양으로 본 염분량

하루 10g 이하로 억제해 주십시오.

품목	눈퉁멸 말린 것	얼간연어
1회분(g)	60	60
식염량(g)	3.7	3.5
다시마조림	전갱이 펄짐	명란젓 (주먹밥분)	매실짱아찌
20	75	30	8
2.5	2.2	2.0	1.6
어묵	식빵	베이컨	가다랭이 젖갈
30	100	20	15
0.8	1.3	0.7	1.5

식염양만이 아니고 한 번 분량에도 주의!

☆작은 숟가락 가득(5㎖)에 포함되는 염분량(g)

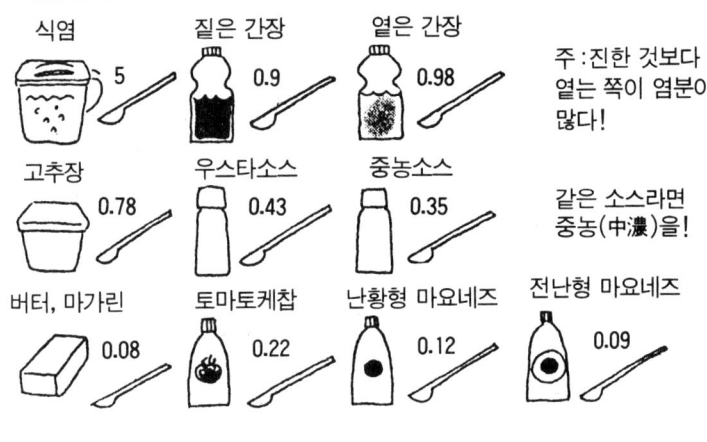

주:진한 것보다 옅는 쪽이 염분이 많다!

같은 소스라면 중농(中濃)을!

약이라고 하면 무조건 거부 반응을 나타내는 사람이 있습니다.

확실히 불필요한 약을 다량으로 장기간 먹는 것은 위험합니다. 그러나 고혈압을 방치해 두는 일은 뇌나 심장을 비롯해 방치해 두는 일는 뇌나 심장을 비롯해 전신의 장기에 해를 초래하게 돼, 이것은 더욱 무서운 일입니다.

종종 환자들에게 '이 약은 해가 없습니까?'라고 자주 듣습니다.

그 때 나는 정직하게 '식욕이 없어지고 몸이 가렵게 되는 일이 있을지도 모릅니다. 또 의사인 저도 아직 모르는 부작용이 일어나지 않는다고는 볼 수 없습니다. 저도 정기적으로 찾아오겠습니다만 당신도 뭔가 이상하다고 느끼는 일이 있을 때는 바로 연락해 주십시오. 단지 약은 무섭다고 해 약을 먹지 않고 고혈압을 내버려 두면 더욱 무서운 일이 일어날 가능성이 있습니다. 저도 불필요한 약을 드리고 싶지 않습니다. 그래도 당신의 혈압은 약을 먹고 치료하지 않으면 안 될 정도로 높습니다'라고 이야기하고 납득시킨 뒤 약을 먹도록 지시하고 있습니다.

□무서운 것은 약을 지시대로 먹지 않는 일

환자는 의사와 약속을 하고 약을 받아가지만 실제로는 거의 먹지 않거나 불규칙하게 복용하거나 멋대로 약을 그만 먹거나 거꾸로 빨리 좋아지고 싶다고 지시한 이상의 양을 먹거나 하는데, 이것은 지극히 위험합니다.

의사는 그것을 알 수 없으므로 환자가 속인 혈압치는 지시한 대로 약을 먹은 뒤의 혈압치라 생각해 약을 증량하거나 또는 약을 바꾸거나 하는 것입니다. 그 외 외래에 오기 며칠전부터 급히 규칙적으로 약을 먹거나 감염식을 해 혈압을 내려 오는 사람도 있습니다.

고혈압도 무섭지만 혈압이 높아졌다가 낮아지는 것 같이 크게 변동되는

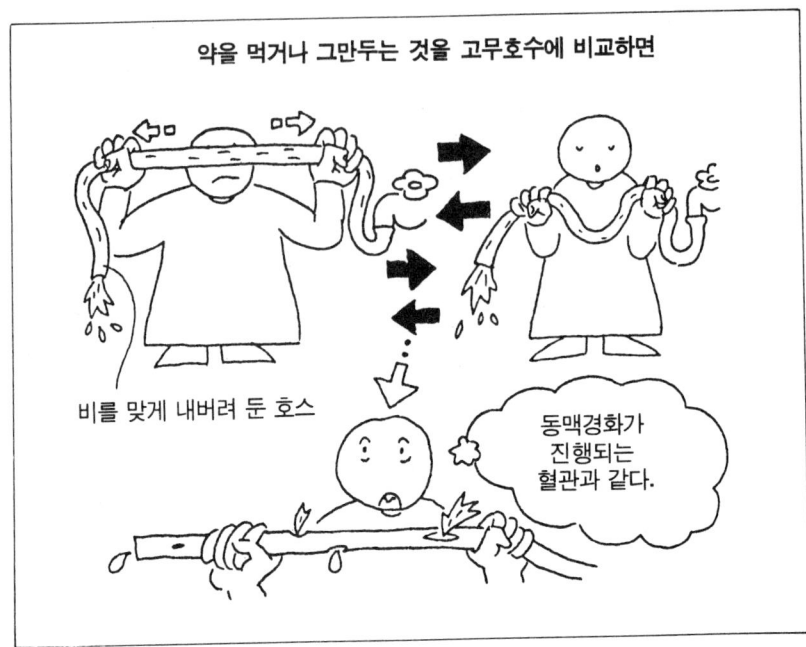

경우는 가장 무서운 일입니다. 그다지 좋은 예는 아닙니다만 동맥경화가 진행된 혈관은 비를 맞도록 내버려둔 오래된 고무 호스같습니다.

고혈압이 계속되면 마치 이 호스를 어떤 힘으로 당기는 것 같은 상태가 됩니다. 호스가 잘리기 쉬운 상태라는 걸 알 수 있겠죠. 고혈압의 치료를 급히 하거나 또는 급히 그만두기를 반복하는 것은 이 낡은 호스를 당겼다가 급히 당기는 것을 멈추는 것을 반복하고 있는 것과 똑같이 한층 호스가 잘리기 쉬운 상태로 하는 것이 됩니다.

어쨌든 병의 치료에는 의사와 환자 사이에 충분한 대화가 필요합니다. 의무적으로 병원에 가거나 증상을 감추거나 하면 올바른 치료는 할 수 없습니다.

□2주일~1개월에 한번은 병원을 찾아와 진찰받는다

고혈압만으로 다른 합병증이 없는 사람은 자각 상태가 거의 없기 때문에 결국 회사가 바쁜 등의 이유로 가족들에게 약을 타오도록 시키고 정작 본인은 오랫동안 진찰받으러 오지 않는 경우가 있습니다.

강압약은 혈압을 보면서 자주 약의 양이나 종류를 바꾸지 않으면 안됩니다. 또 자주 부작용의 체크도 필요합니다. 2주일이나 1개월에 적어도 한 번은 병원에서 진찰을 받고 보통때도 집에서 자동 혈압계 등을 사용해 혈압을 체크해 줄 것을 바랍니다.

무엇보다도 본인이 혈압을 컨트롤하지 않으면 안 된다고 자각하는 것이 중요합니다. 자각하는 것에 의해 더욱 자신의 건강 상태에도 주의하게 되겠고 이것은 일상 생활이나 식사의 주의로 연결되어 스스로 경계하는 결과가 됩니다. 본인의 자각과 깨달음없이는 뇌졸중만이 아니고 모든 병의 예방은 불가능하다고 말할 수 있겠죠.

심장병이 있을 때, 심전도에 이상이 있을 때

한마디로 심전도의 이상이라 해도 여러 가지 경우가 있습니다. 심전도를 찍었을 때 우연히 오랫동안 몰랐던 심근경색을 알았다는 예도 있습니다.

심장에 영양을 공급하고 있는 관동맥이라는 혈관의 혈액 순환의 나쁜 것(이 경우는 협심증이 일어나는 일이 있습니다)이 발견 될 수도 있겠죠. 심장과 뇌의 혈관은 서로 닮은 점이 있으므로 협심증이나 심근경색이 있다는 것은 장래 뇌의 혈관에도 커다란 사고가 일어날 것을 나타내는 경고라 말할 수 있습니다.

그러나 심근경색이나 관동맥의 혈류를 치료해도 직접 그것이 뇌졸중을 예방하는 것은 아닙니다. 심근경색이나 협심증을 일으키고 있는 심장의 혈관의 동맥경화의 원인을 찾아 그것을 치료하는 일이 뇌졸중의 원인의 치료가 된다고 생각해 주십시오.

□심장병이 원인으로 일어나는 뇌졸중의 예방

심장이나 심전도상의 이상으로 특히 뇌졸중과 관계가 깊은 것은 심장변막증과 심방세동이라 불리는 병입니다.

심장변막증이란 것은 심장에는 승모변, 대동맥변, 폐동맥변, 삼첨변 등의 4개 변이 있습니다만 그들 변이 더럽혀지는 병입니다. 변은 혈액이 심장에서 전신으로 내보낸 직후에 텅비게 된 심신이나 심방에 혈액이 역류해 오지 않도록 마치 일방 통행의 자동문 같은 역할을 하고 있습니다. 그러나 변막이 더럽혀지면 문이 꼭 닫히지 않게 되고 내보낸 혈액이 심장으로 역류하기 때문에 심장이 쓸데없는 일을 하지 않아서는 안 되게 되어 혈액을 무리하게 내보내게 됩니다.

그것만이 아니라 마치 강의 좁아지거나 굽어진 곳에 쓰레기나 낙엽이 쌓이기 쉽듯이 혈액 속의 먼지 같은 것이 변에 달라 붙거나 그것이 혈전이 되어 이따금 떨어져 뇌에 활동해 가면 뇌색전증이 일어납니다.

심방세동이란 것은 부정맥의 원인의 하나입니다. 보통 심방을 심신이 수축하기 직전에 수축해 혈액을 심실에 들여 보내거나 심방과 심실 사이의 변을 막기 쉽게 하는 작용이 있습니다. 그러나 심방세동에서 심방의 수축이 충분치 않고 심실은 그것과는 완전히 관계없이 함부로 불규칙히게 수축하기 때문에 부정맥이 생깁니다.

이 병에서는 심장 속에 작은 혈전이 생기기 쉽고 그것이 뇌로 흘러가서 변막증과 똑같이 일과성 뇌허혈 발작이나 뇌색전증을 일으킵니다.

심방세동의 원인은 승모변의 병이나 갑상선 기능 항진증 등 심방에 병적으로 부담이 되는 경우가 많습니다만 오래 계속되는 고혈압 협심증이나 심근경색 등의 허혈성 심장병에서도 일어나고 노인에게는 동맥경화나 심방근 노화 현상이 원인이 되는 일도 있습니다.

심장변막증은 중독인 경우는 수술하지 않으면 안 됩니다. 또 심장변막증이라도 심방세동이라도 혈전이 생기지 않도록 비록 생겨도 그것이 뇌나 그 외 전신 장기에 흘러가지 않도록 하지 않으면 안 됩니다.

그러기 위해 혈액이 응고하기 어렵게 만드는 약(항응혈약)이나 혈소판이라는 혈액 응고에 중요한 역할을 하고 있는 물질이 혈액 속에서 집합하기 어렵게 하는 약(아스피린 등의 혈소판 응집 조지약)이 그 예방에 사용되고 어느 정도 효과를 보이고 있습니다.

알고 있는 선배 중에 술을 마시면 급히 심방세동이 일어나는 사람이 있습니다. 심방세동이 언제나 있는 사람과 일어났다가 나았다가 하는 사람이 있습니다만 무척 급하게 일어나거나 급히 멈출때 피의 덩어리가

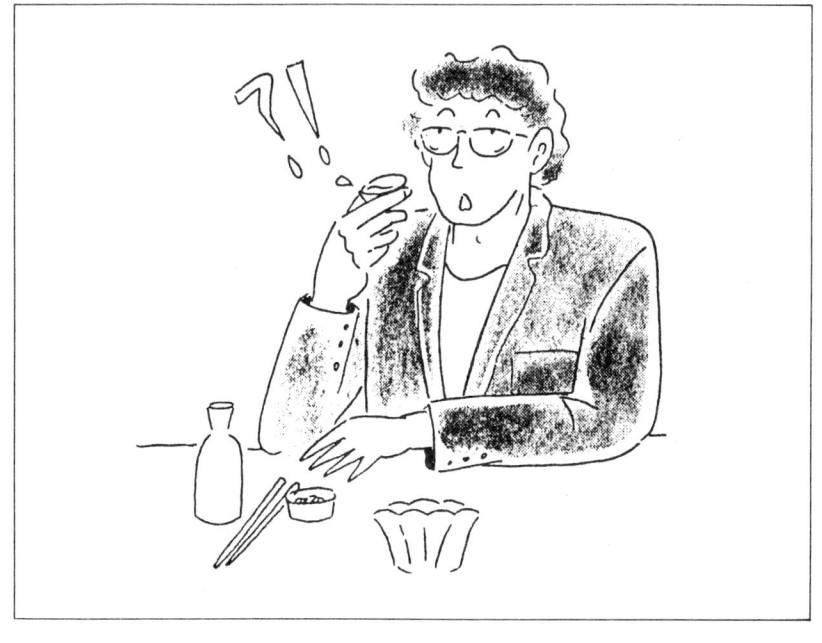

(혈전) 퍼질 가능성이 높습니다.

심방세동인 사람은 불필요하게 걱정할 것은 없습니다. 담당 의사와 잘 상담해 심장의 치료만이 아니라 그래서 일어나는 색전증 예방도 생각해 두어야만 하겠죠. 또는 그 발생에 유인이 있으면 그것을 극히 피하는 것입니다.

뇌졸중이 되기 쉬운 병이 있을 때

뇌졸중의 근원이라 말해지고 있는 고혈압과 심장병에 대해서는 각각 항목을 만들어 이야기했습니다만 그 이외의 병으로 뇌졸중과 관계가 깊은 병에 대해서 여기에서 설명합니다.

□고지혈증이 있을 때

혈액속의 지방분이 이상하게 증가하고 있는 경우를 고지혈증이라 합니다. 콜레스테롤이나 중성 지방이 높은 것은 반드시 통계상은 뇌졸중의 위험 인자로 단정할 수 없다고 서술했습니다. 그러나 이들 인자, 특히 중성 지방이 늘거나, 선인이라 불리는 HDL 콜레스테롤이 줄고 악인이라 불리는 LDL 콜레스테롤이 느는 것은 동맥경화를 진행시킬 가능성이 상당히 높습니다.

선인인 HDL 콜레스테롤은 몸속의 여러 가지 장소의 콜레스테롤과 결합해 이것을 제거하는, 말하자면 콜레스테롤 청소부 역할을 하고 있습니다. 이 HDL 콜레스테롤은 과식, 비만, 운동 부족, 지나친 흡연 등으로는 줄어버리고, 여러 가지 혈관의 병을 일으키기 쉽게 합니다.

고기나 난황 등, 동물성 지방의 많은 식품의 지나친 섭취에 주의할 필요가 있습니다만 지방류나 기름이 콜레스테롤이 높은 사람에게는 모두

선인 콜레스테롤이 줄어들 때

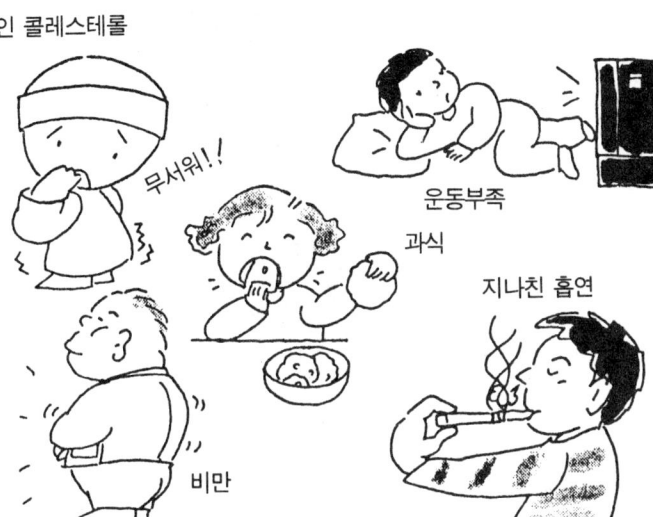

선인 콜레스테롤
무서워!!
운동부족
과식
비만
지나친 흡연

콜레스테롤이 많은 식품

품목	돼지 간	소간	계란
1회분(g)	80	80	50
콜레스테롤량(mg)	247.2	221.6	214
품목	뱀장어	메추리알	새우	생오징어
1회분(g)	100	30	75	50
콜레스테롤량(mg)	193	188.4	171	156

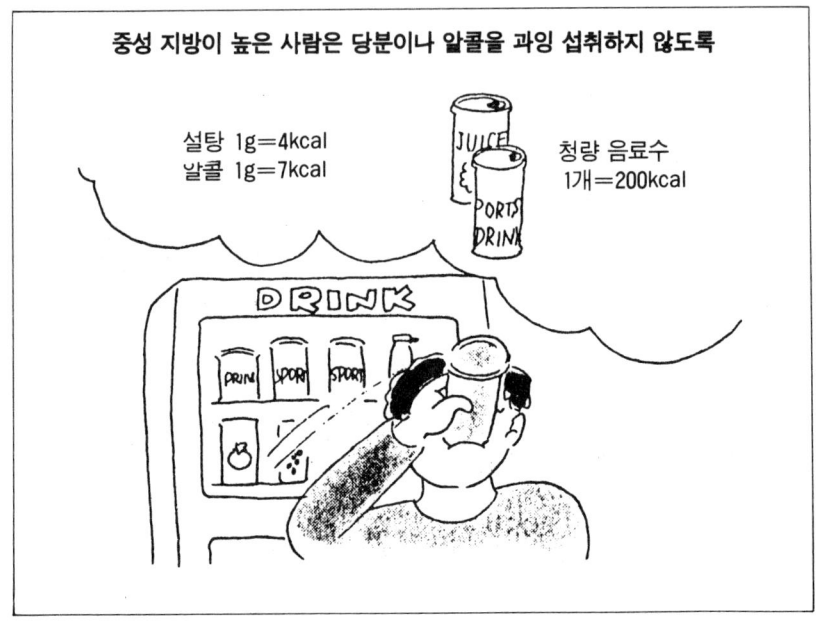

나쁘다는 것은 아닙니다. 참기름이나 유채기름, 콩기름, 샐러드 오일이나 생선기름 등은 오히려 콜레스테롤을 줄이는 작용을 갖고 있습니다.

중성 지방이 높은 사람은 동물성 지방만이 아니라 알콜이나 당분의 지나친 섭취에도 주의해 주십시오. 설탕은 1g이 4Kcal, 알콜은 1g이 7Kcal의 열량을 갖고 있습니다. 과잉 섭취하면 남은 에너지는 지방이 되어 피하에 축적되는 것입니다만 이 과정에서 중성 지방 등이 늘어 혈관에 악영향을 미칩니다.

케익이나 과자 등에 설탕이 들어 있는 것은 누구나 알고 있지만 스포츠 드링크나 쥬스 등 청량음료에는 당분이 상당량 들어 있고 한 개에 평균 200Kcal 정도 있다는 것을 잊지말아 주십시오.

☐ **당뇨병, 고혈당이 있을 때**

요(尿)에 당이 나오거나 아침식사 전 공복시의 혈액 속의 당분(혈당치)가 높아진다면 당뇨병 또는 그 시작일지도 모릅니다.

이 당의 대사 이상도 동맥경화의 커다란 촉진 인자입니다. 혈액 중의 당분의 대사 이상이 있는 사람은 특히 뇌경색이 되기 쉽다는 것을 앞에서도 밝혔습니다.

당뇨병을 악화시키지 않고 혈당을 좋은 상태로 지키려면 식사 요법과 운동 요법이 필요합니다. 매일의 식사에 주의하고, 특히 칼로리의 지나친 섭취는 적극 피하도록 합시다. 매일 적절한 운동을 해 섭취 에너지와 소비 에너지의 균형을 맞추는 것입니다.

때로는 경구 혈당 강하제를 사용하거나 인슐린 주사로 치료하지 않으면 안 되는 경우도 있습니다만 이들은 의사의 지시에 따라 실시합니다.

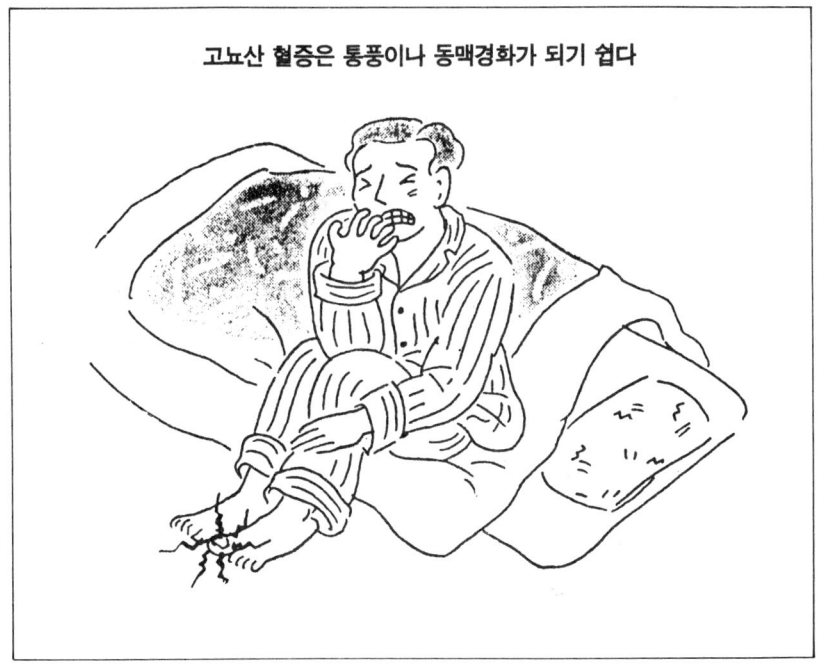

고뇨산 혈증은 통풍이나 동맥경화가 되기 쉽다

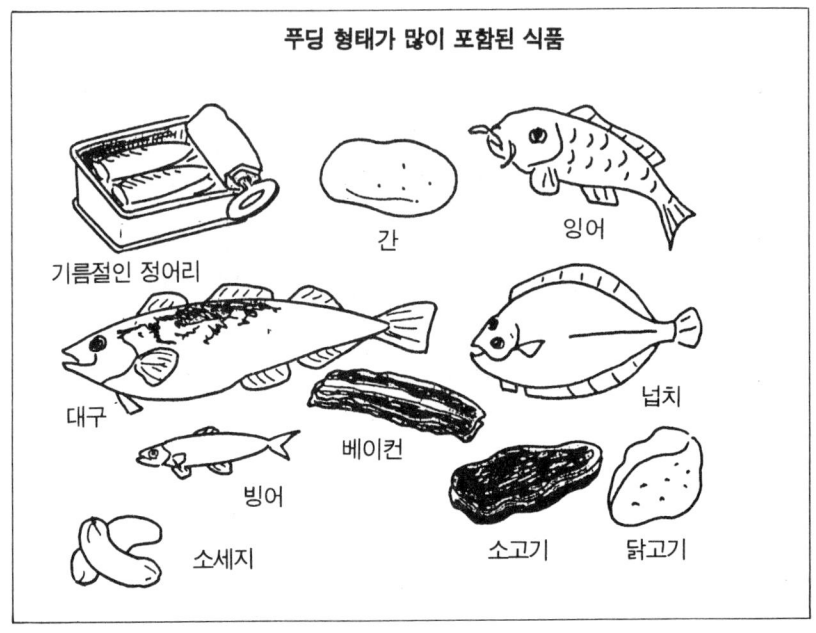

□ 고뇨산혈증이 있을 때, 혈액 속의 요소가 높을 때

요소는 체내에서 항상 생성되는 물질입니다만 이 요소의 생성과 배설의 균형이 무너지면 고뇨소혈증이 됩니다.

요소라면 통풍의 원인이 되는 것은 많은 사람이 알고 있어도 이것이 동맥경화의 커다란 요인이 되는 것은 그다지 알고 있지 않습니다. 위의 그림은 이런 식품을 섭취하면 요소가 높아지는 물질입니다. 이런 식품은 푸딩 형태가 많이 함유되어 있어 몸속에서 대사되는 요소가 증가하는 것입니다.

식사의 포인트는 균형이 좋은 식사를 하는 것, 그리고 푸딩 형태가 많이 함유되어 있는 식품을 삼가하는 것입니다. 이렇게 식사에 주의를 해도 여전히 요소치가 높은 사람은 약을 먹고 내리게 합니다.

알콜과 요소의 관계는 앞에서 이야기했으므로 생략합니다.

□ 고(高)피브리노겐 혈증, 다혈증일 때

혈액 검사에서 혈액 속의 단백질의 하나인 피브리노겐이 높거나, 적혈구가 늘어 혈액이 진해지는 다혈증인 경우도 뇌졸중이 되기 쉬운 것은 식사 요법만으로 고치는 것은 무리이므로 빨리 의사에게 치료를 받아야 합니다.

살찐 사람

비만은 고혈압이나 심장병, 당뇨병 등 성인병이 되기 쉽고, 이들의 병을 합병한 비만인 사람은 뇌졸중이 되기 쉽다고 이미 설명했습니다.

원인도 또 그 대부분이 과식, 에너지(칼로리)의 과잉 섭취로 무엇보다도 필요한 것은 식사에 주의하는 것입니다.

여기에 '비만과 마름의 판정표'에서 만든 '비만 판정표'를 소개합니다. '비만과 마름의 판정표'의 설명중에 이 판정표는 어디까지나 비만, 마름을 조기에 발견하는 오랜 분류를 위한 것으로 진단을 위한 것은 아니고 비만에도 마름에도 개인차가 있는 것을 고려해 탄력적으로 사용하도록 주의가 필요합니다.

이것들을 근거로 해 당신의 체형을 체크해 보십시오.

□ 비만 판정표의 이용 방법

남녀가 다르게 되어 있습니다. 다음표의 숫자는 신장입니다. 위의 난은 크게 '보통', '살찔 기미', '살찜' 등의 세치로 분류되어 각각 40~49세, 50~59세, 60세 이상과 연령별로 나누어져 있습니다.

연령 60세, 신장 170cm, 체중 73kg의 남성을 예로 해서 설명하죠. 먼저 신장 170cm의 위치를 알았으면 위의 난 '보통'의 60세인 곳을 곧장 아래

비만 판정표(남)

판정의 구분	보통			살찔 기미			살찜		
신장	40세~	50세~	60세~	40세~	50세~	60세~	40세~	50세~	60세~
130	41.0	38.8	37.1	44.5	42.2	40.7	47.8	45.5	44.2
132	42.0	39.8	38.1	45.5	43.4	41.8	49.0	46.8	45.4
134	43.0	40.9	39.2	46.7	44.5	43.0	50.2	48.0	46.7
136	44.1	42.0	40.3	47.8	45.7	44.2	51.4	49.3	48.0
138	45.2	43.1	41.4	49.0	47.0	45.4	52.7	50.7	49.3
140	46.3	44.3	42.6	50.2	48.2	46.7	54.0	52.0	50.7
142	47.4	45.5	43.8	51.4	49.5	48.0	55.3	53.4	52.1
144	48.6	46.7	45.0	52.7	50.9	49.3	56.7	54.9	53.6
146	49.8	48.0	46.2	54.0	52.2	50.7	58.1	56.4	55.1
148	51.0	49.3	47.5	55.3	53.6	52.1	59.5	57.9	56.6
150	52.3	50.6	48.9	56.7	55.1	53.6	61.0	59.5	58.2
152	53.6	52.0	50.2	58.1	56.6	55.1	62.5	61.1	59.8
154	54.9	53.4	51.6	59.5	58.1	56.6	64.0	62.7	61.5
156	56.3	54.8	53.1	61.0	59.7	58.2	65.6	64.4	63.2
158	57.6	56.3	54.5	62.5	61.3	59.8	67.2	66.1	65.0
160	59.1	57.8	56.1	64.0	62.9	61.5	68.9	67.9	66.8
162	60.5	59.4	57.6	65.6	64.6	63.2	70.6	69.8	68.6
164	62.0	61.0	59.2	67.2	66.4	64.9	72.3	71.6	70.6
166	63.5	62.7	60.9	68.9	68.2	66.8	74.1	73.6	72.5
168	65.1	64.3	62.6	70.6	70.0	68.6	75.9	75.6	74.5
170	**66.7**	**66.1**	**64.3**	**72.3**	**71.9**	**70.5**	**77.8**	**77.6**	**76.6**
172	68.3	67.9	66.1	74.1	73.9	72.5	79.7	79.7	78.8
174	70.0	69.7	68.0	75.9	75.9	74.5	81.7	81.9	81.0
176	71.8	71.6	69.9	77.8	77.9	76.6	83.7	84.1	83.2
178	73.5	73.5	71.8	79.7	80.0	78.7	85.7	86.3	85.5
180	75.3	75.5	73.8	81.7	82.2	80.9	87.9	88.7	87.9
182	77.2	77.5	75.9	83.7	84.4	83.2	90.0	91.1	90.4
184	79.1	79.6	78.0	85.8	86.7	85.5	92.2	93.5	92.9
186	81.0	81.8	80.2	87.9	89.0	87.9	94.5	96.0	95.5
188	83.0	84.0	82.4	90.0	91.4	90.3	96.8	98.6	98.1
190	85.1	86.3	84.7	92.3	93.9	92.9	99.2	101.3	100.9

비만 판정표(여)

판정의 구분 신장	보통 40세~	보통 50세~	보통 60세~	살찔 기미 40세~	살찔 기미 50세~	살찔 기미 60세~	살찜 40세~	살찜 50세~	살찜 60세~
130	41.3	41.1	38.6	45.0	45.0	42.9	48.6	48.9	47.2
132	42.2	42.0	39.7	46.0	46.1	44.1	49.7	50.1	48.5
134	43.2	43.0	40.8	47.1	47.2	45.4	50.8	51.3	49.9
136	44.2	44.1	42.0	48.1	48.3	46.7	52.0	52.5	51.3
138	45.1	45.1	43.2	49.2	49.5	48.0	53.1	53.8	52.8
140	46.2	46.2	44.4	50.3	50.7	49.4	54.3	55.0	54.3
142	47.2	47.3	45.7	51.4	51.9	50.8	55.5	56.4	55.9
144	48.2	48.4	47.0	52.6	53.1	52.3	56.8	57.7	57.5
146	49.3	49.6	48.3	53.7	54.4	53.8	58.0	59.1	59.1
148	50.4	50.8	49.7	54.9	55.7	55.3	59.3	60.5	60.8
150	51.5	52.0	51.2	56.2	57.0	56.9	60.7	62.0	62.6
152	52.7	53.2	52.6	57.4	58.4	58.5	62.0	63.4	64.4
154	53.9	54.5	54.1	58.7	59.8	60.2	63.4	65.0	66.2
156	55.1	55.8	55.7	60.0	61.2	61.9	64.8	66.5	68.1
158	56.3	57.2	57.3	61.3	62.7	63.7	66.3	68.1	70.1
160	57.6	58.5	58.9	62.7	64.2	65.5	67.7	69.7	72.1
162	58.9	59.9	60.6	64.1	65.7	67.4	69.3	71.4	74.1
164	60.2	61.4	62.3	65.5	67.3	69.3	70.8	73.1	76.3
166	61.5	62.8	64.1	67.0	68.9	71.3	72.4	74.9	78.4
168	62.9	64.3	66.0	68.5	70.5	73.3	74.0	76.6	80.7
170	64.3	65.9	67.9	70.0	72.2	75.4	75.7	78.5	83.0
172	65.7	67.4	69.8	71.6	74.0	77.6	77.3	80.4	85.4
174	67.2	69.1	71.8	73.2	75.7	79.8	79.1	82.3	87.8
176	68.7	70.7	73.9	74.8	77.5	82.1	80.8	84.2	90.3
178	70.2	72.4	76.0	76.5	79.4	84.5	82.7	86.3	92.9
180	71.8	74.1	78.1	78.2	81.3	86.9	84.5	88.3	95.6
182	73.4	75.9	80.4	80.0	83.2	89.4	86.4	90.4	98.3
184	75.0	77.7	82.7	81.8	85.2	91.9	88.3	92.6	101.2
186	76.7	79.6	85.1	83.6	87.3	94.6	90.3	94.8	104.1
188	78.4	81.5	87.5	85.5	89.4	97.3	92.3	97.1	107.0
190	80.2	83.4	90.0	87.4	91.5	100.1	94.4	99.4	110.1

로 맞닥뜨리는 곳의 숫자를 찾습니다. '보통'이라면 64.3kg, '살찔 기미'라면 70.5kg, '살찜'이라면 76.6kg이라는 숫자에 부딪힌다고 생각합니다. 73kg이라는 숫자에 부딪힌다고 생각합니다. 73kg의 남성이므로 이 사람은 살찔 기미라는 판정이 나오게 됩니다.

□살찔 경향, 살찐 사람은

'살찔 경향'의 범위에 있는 사람은 그 정도로 걱정하지 않아도 좋습니다만 계속되지 않도록 주의하고 적당한 운동을 해서 섭취 에너지와 소비 에너지 균형을 취합니다.

'살찜'인 사람은 적극적으로 식사에 주의하고 운동을 해서 판정표의 '살찔 기미'없이 '보통'의 체중이 되도록 노력하십시오.

혈압 측정이나 혈액이나 뇨의 검사를 받아 건강 상태를 체크하는 일도

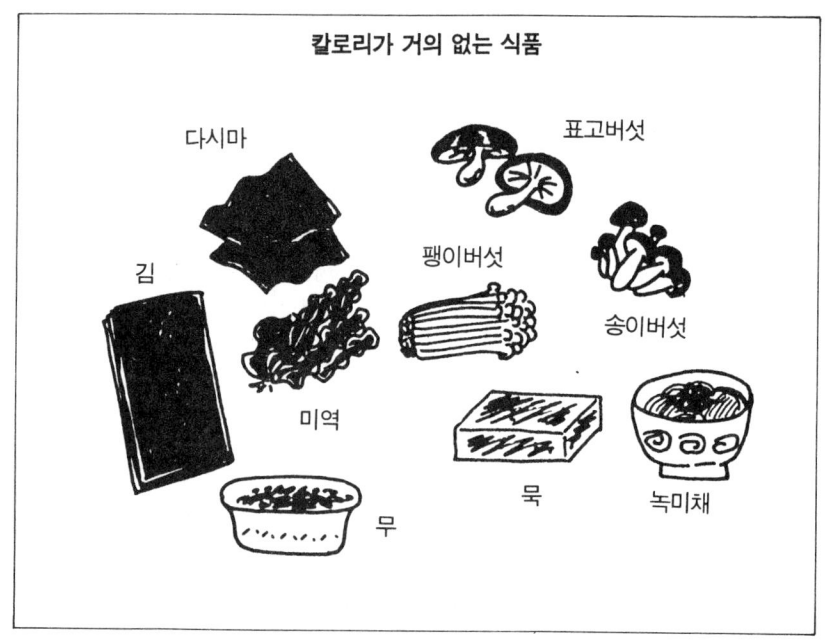

필요합니다.

뇌졸중의 전조를 알아 두려면

뇌졸중에 공통으로 있는 것은 갑자기 뇌의 장애에 의한 증상이 일어난다는 점입니다만 그 전조로써의 증상이 나오는 일이 있습니다.

뇌졸중이라 해도 뇌출혈도 있으면 지주막하 출혈도 있고, 또 뇌경색(뇌혈전증, 뇌색전증), 일과성 뇌허혈 발작 등이 있습니다만 일과성 뇌허혈 발작으로 뇌경색의 전조인 것은 이미 설명했습니다.

□뇌경색의 전조

'손이 움직이지 않는다, 발이 꼬인다, 한쪽 눈이 보이지 않게 된다'라는 증상이 수초에서 몇시간 또는 하루가 약하게 보이는 일이 있습니다. 소위 일과성 뇌허혈 발작입니다. 이 발작이 있으면 적어도 5년 이내에 약 30%의 사람이 커다란 뇌경색을 일으킨다고 생각하고 있습니다.

조짐이 있으면 아스피린 등, 혈소판 응집 조지제라 불리는 약을 의사의 지시에 따라서 먹기 시작합니다. 이들 약제는 여러 가지 부작용도 있을 수 있으므로 반드시 의사의 엄중한 감시에 따라 복용해 주십시오.

□뇌출혈의 전조

뇌출혈은 거의 전조가 없습니다. 혈압이 높은 사람이 돌연 쓰러져 목숨을 잃거나 편마비가 되기도 하는 무서운 병입니다.

□지주막하출혈의 전조

지주막하 출혈 환자의 1/3 정도가 물체가 이중으로 보인다, 갑자기

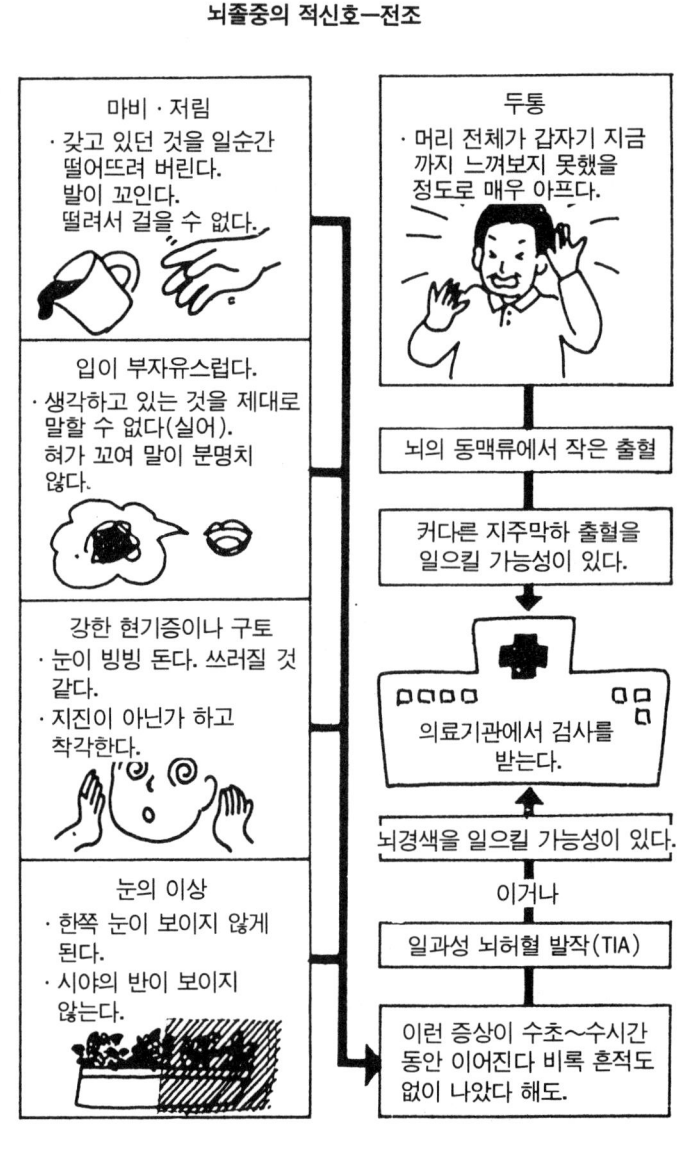

두통이 있었는데 몇 분에서 몇 시간으로 진정되었다 등등의 전조를 경험하고 있습니다.

이러한 전조가 있으면 시기적절하게 전문의에게 보여 바로 검사하고 파괴된 것 같은 동맥류가 있으면 곧 수술을 받으면 좋습니다. 그러나 좀처럼 이런 경우는 적은 것 같습니다.

뇌졸중은 예방할 수 있다

지금까지의 이야기를 정리해 보면 연령(가령)이나 남성이라는 위험인자 이외는 고혈압, 심장병, 고지혈증, 당뇨병, 고뇨산혈증, 고(高)피브리노겐 혈증 등에 대해 자기 자신 또는 주위 사람이 주의하면 뇌졸중의 발증빈도를 억제하고 어느 정도 뇌졸중을 예방할 수 있는 것을 알 수 있습니다.

실제로 구미에서도 혈압 등의 컨트롤을 충분히 실시한 환자와 실시하지 않았던 환자에서는 뇌졸중 발증률에 커다란 차이가 있는 것이 보고되어 있습니다. 뇌졸중이 된다는 것은 상당히 자신이나 그 주위에 책임이 있다고 말할 수 있겠죠.

또 뇌졸중에는 때로 전조가 있는 것을 알고 있으면 발증이 나타났을 때 조기에 손을 쓸 수 있어 커다란 발작의 예방에 도움이 됩니다.

지루하지만 뇌졸중의 예방의 포인트를 다시 한번 벌여 기록해 둡시다.

□ 뇌출혈의 예방

고혈압이 최대의 방아쇠가 되기 때문에 ① 염분을 삼가고, 1일 10g 이하로 하고, 그래도 혈압이 내려가지 않을 때는 강압제를 의사에게 지시받은 대로 정확히 먹는 것이 무엇보다도 중요합니다.

□뇌경색이나 일과성 뇌허혈 발작의 예방

앞의 ①과 같은 고혈압 대책 외에

② 과도한 끽연, 음주를 피하고

③ 고지혈증이 되지 않도록 주의하고

④ 당뇨병, 심장병, 고뇨산혈증이 되지 않게 주의하고

⑤③④의 병이나 고피브리노겐 혈증이나 다혈증이 있으면 빨리 치료하는 것이 중요합니다.

게다가 뇌경색의 전조인 일과성 뇌허혈 발작이나 지주막하 출혈의 전조라 생각되는 증상을 놓치지 말고, 즉시 전문의에게 보이는 것이 큰 발작의 예방에 도움이 됩니다.

그 외 뇌졸중만이 아니라 모든 성인병에 대해서도 말할 수 있습니다만 적절한 스포츠나 걷는 일, 혹은 취미를 갖는 일 등 자신에게 맞는 방법으로 스트레스 해소를 하는 일이 중요합니다.

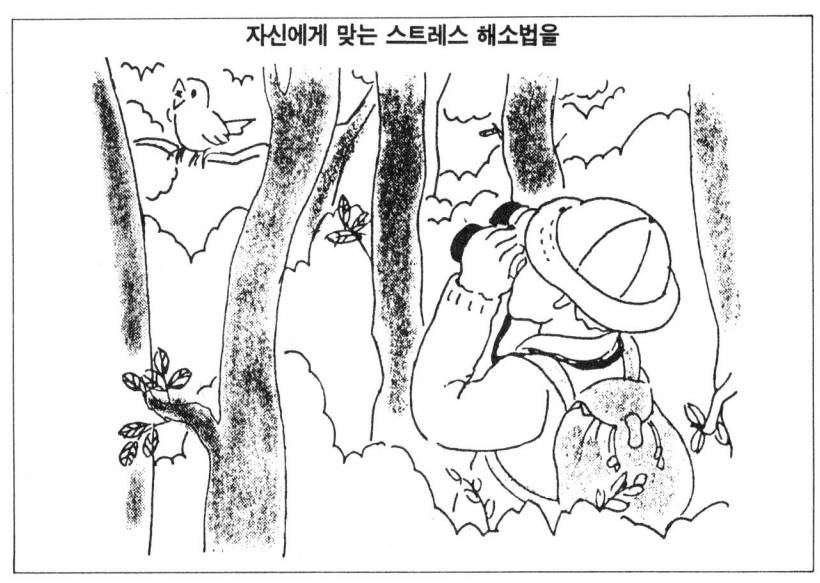

제4장

뇌졸중으로 밝혀지면

뇌경색(혈전증·색전증)이라 하면

 뇌졸중 중에서 가장 많은 것이 뇌경색입니다. 여기에서는 이 뇌경색(뇌연화라고도 말합니다)에 대해 좀 자세히 설명해 보겠습니다.
 뇌경색에는 동맥경화때문에 혈관이 막혀 발작이 일어나는 뇌혈전증과 심장 등에서의 혈괴가 흘러 혈관이 막히는 뇌색전증의 두 가지가 있다는 것은 미리 이야기한 대로입니다.

전조와 증상의 특징

□ 일과성 뇌허혈 발작 증상이 뇌경색의 전조

 '손이 움직이지 않거나 발이 꼬인다. 한쪽 눈이 보이지 않는다'고 하는 증상이 수초에서 수시간 혹은 계속되는 소위 일과성 내허혈 발작은 커다

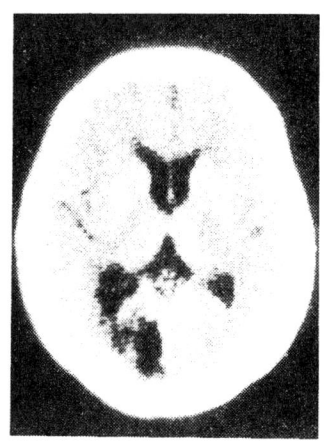

뇌경색의 CT
(왼쪽 아래 검은 부분이 뇌경색)

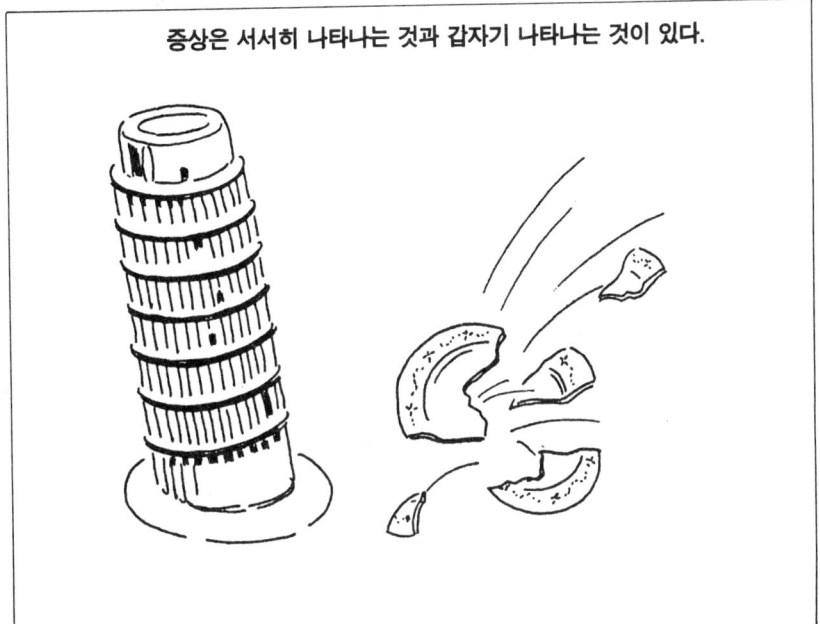

증상은 서서히 나타나는 것과 갑자기 나타나는 것이 있다.

란 뇌경색의 전조입니다.

이것은 뇌경색 발증 전에 반드시 나오는 것은 아닙니다만 적어도 이 증상이 출혈하면 앞으로 커다란 발작이 올 가능성을 고려해 곧 대처하지 않으면 안 됩니다. 신경내과의나 뇌졸중에 상세한 내외과의 의사 진찰을 받고 여러 가지로 조사해 보아야 합니다.

증상은 서서히 나타나는 경우와 급하게 나타나는 경우가 있다

뇌경색 중에서도 나타나는 증상은 원인에 따라 다릅니다. 뇌 혈관의 동맥경화가 원인이 되는 뇌혈전증의 경우는 어느 쪽인가 하면 서서히 (수시간에 걸쳐) 또한 단계적으로 일어납니다만 심장 따위에서 흘러온 혈괴가 뇌의 동맥에 막히는 뇌색전증인 경우는 증상이 돌발하는 것이 특징입니다.

증상은 부위, 크기, 막힌 정도에서 틀리다

뇌경색의 증상은 일어난 부위, 침범된 크기(범위), 급히 막혔는지 서서히 막혔는지 등 혈관의 막힌 상태, 그리고 그때 주위에 어느 정도 바이패스(측부행로)가 생겨 혈류의 저하를 보충할 수 있었는가 등 여러 가지의 조건에서 크게 달라집니다.

그러나 대부분의 경우는 편마비(한쪽의 손발 운동의 마비)나 감각 장애(지장이 되는 것도 모르고 통증도 느끼지 못한다)로 시작됩니다.

다음 페이지에 뇌의 주요한 혈관을 표시했습니다. 그림을 보면서 어느 혈관이 막히면 어떤 증상이 나타나는 것인지 이야기해 봅시다.

뇌경동맥이 막히면
―증상이 없는 경우도 심한 마비나 의식 장애가 나타나는 일도 있다

목에는 굵은 경동맥이 좌우 2개씩 있습니다. 이 경동맥은 두개골에 들어가기 전에 뇌 안에 혈액을 보내는 내경동맥과 뇌 이외의 장소(얼굴 등)에 혈액을 보내는 외경동맥으로 나뉩니다.

뇌는 이 내경동맥에서 필요한 혈액의 대부분을 받고 있으므로 이 혈관에 혈전이나 색전이 일어나면 뇌 대부분에는 혈액이 가지 않게 될 가능성이 있습니다. 그러나 실제로는 거의 증상이 나타나지 않을 때와 상당히 심한 증상이 나타날 때가 있습니다.

□증상이 없을 때

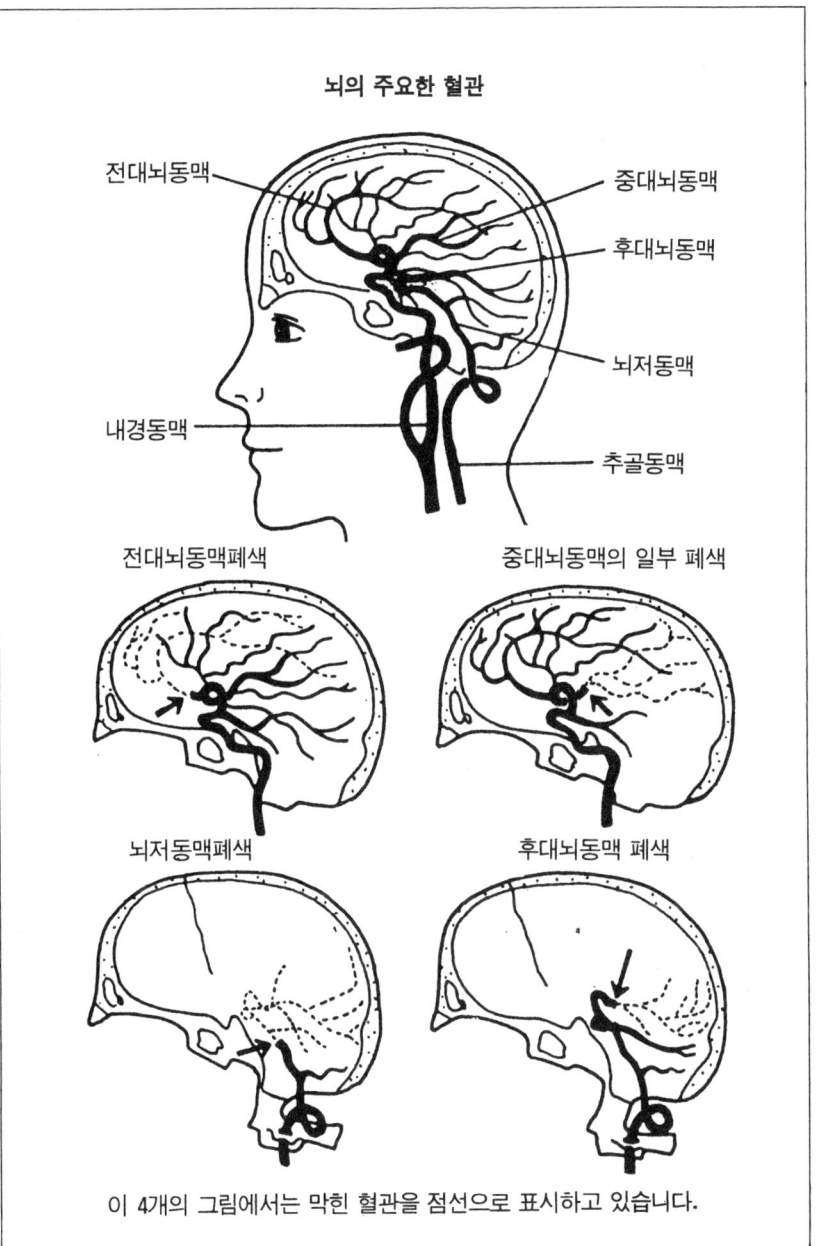

한쪽의 내경동맥이 막혀도 거의 증상이 나타나지 않는 일이 있습니다. 그 이유에 대해 좀 설명해 봅시다.

좌우의 내경동맥에는 실은 뇌 속에서 연락로(바이패스)가 있습니다. 이 연락로는 사람에 따라 굵은 경우와 얇은 경우가 있습니다만 어쨌든 이 연락로가 활동만 하면 예를 들어 왼쪽 내경동맥이 막혀도 오른쪽 뇌경동맥에서 혈액이 돌아 보내지는 수가 있습니다.

저자가 미국 대학에 유학하고 있을 때의 일입니다. 프랑스인 의사와 함께 있었는데, 그는 옛날 프랑스에서 사형된 죄인의 목 혈관을 자세히 조사한 일이 있었다고 합니다. 그 결과 증상은 아무것도 없었는데도 한쪽의 경동맥이 막혀 있던 사람이 몇 명인가 있었다 합니다. 바이패스가 잘 활동하고 있었기 때문에 전혀 증상도 나타나지 않고 건강하게 나쁜 일을 하고 있었겠죠.

우리도 내경동맥이 막혀 있지만 증상이 없다는 사람을 우연히 발견하는 일이 있습니다. 아마 내경동맥이 천천히 점차 막혀 갔던 경우로 좌우 내경동맥의 연락도 잘 활동하고 있다면 증상이 나타나지 않는 일도 있습니다.

□편마비, 감각 장애 등이 나타날 때

급격히 내경동맥이 폐색(閉塞)되거나 바이패스가 활동 안 할 때에는 반대측의 손발의 편마비나 손에 닿아도 느낄 수 없는 감각 장애, 언어 장애 그리고 망상이나 기분·감정의 이상, 기억 이상 등의 정신 증상, 혹은 이들이 겹친 중독 증상이 나타납니다.

또 내경동맥이 뇌 속에 들어가 먼저 처음으로 나뉘는 것은 눈으로 가는 동맥이라서 한쪽의 내경동맥이 막히면 막힌 측의 눈의 시력이 급격히 저하되거나, 완전히 보이지 않게 되는 일도 있습니다. 그러나 그 증상은 일시적인 것으로 대부분은 다시 보이게 됩니다.

중대(中大) 뇌동맥이 막히면
──편마비, 감각 장애, 시력의 이상, 실어증 등이 나타난다

가장 빈도가 높은 것은 이 중대 뇌동맥 폐색입니다. 앞의 그림을 봐도 알 수 있듯이 내경동맥이 뇌 속에 들어가서 나오는 가장 커다란 갈래(혈관)가 중대 뇌동맥입니다. 내포라는 곳은 반대측 손발로 가는 운동 신경이나 반대쪽 손발에서 오는 감각 신경으로 결국 손발의 운동과 감각의 양쪽을 취급하고 있는 섬유가 모여 다발이 되어 있는 중요한 곳입니다. 이곳이 가장 뇌경색이 일어나기 쉽습니다.

중대 뇌동맥은 이 내포만이 아니라 뇌 표면을 중심으로 대뇌 전 방향부

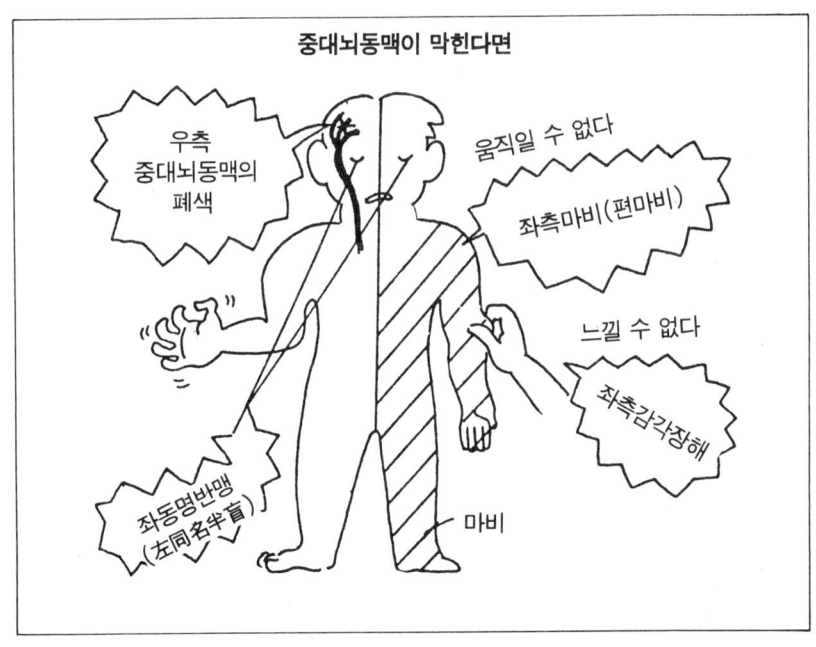

터 뒤의 2/3 정도까지의 넓은 범위에 혈액을 보내고 있습니다.
 중대 뇌동맥이 시작되는 부분이 막히면 여러 가지 증상이 나타납니다. 반대쪽의 손발 운동 마비(편마비), 반대쪽 반신의 감각 장애 외, 동명반맹이라고 해 좌우의 눈이 오른쪽반이라면 우반, 왼쪽반이라면 좌반이 보이지 않게 되는 증상이 일어나거나 잘 쓰는 팔의 반대측 뇌(이것을 전문어로는 우위 뇌반구라 부릅니다. 예를 들어 오른손잡이라면 좌뇌의 것)의 혈관이 막히고, 실어증이라 해 생각한 것을 말로 표현하지 못하고 또는 상대의 말을 이해할 수 없는 증상입니다. 실독(글자를 읽지 못하게 된다) 등의 증상이 일어나기도 합니다.
 손발의 운동 마비가 일어났을 때는 손과 발이 같을 정도로 움직이지 않게 되는 경우와 하지에 비해 상지의 마비가 강하게 나타날 때가 있습니다. 뇌졸중 후유중인 환자로 간신히 걸을 수 있게 되기까지는 회복됐지만 손이 전혀 안 움직인다고 하는 사람이 있습니다. 중대 뇌동맥 또는 경색에서는 비록 회복해도 이런 증상이 남는 일이 많습니다.

전대(前大) 뇌동맥이 막히면
── 정신 증상도 나타난다

 전대 뇌동맥이란 115페이지의 그림과 같이 대뇌의 비교적 내측을 이루고 있는 동맥으로 뇌의 앞쪽(전두엽)을 중심으로 혈액을 보내고 있습니다. 전두엽에는 정서나 감정의 센터가 있다고 하는데, 이 부위가 침범되면 여러 가지 정신적인 증상이 따른다고 합니다.
 편마비가 나는 경우가 있습니다만 마비는 손보다도 발에 심하게 나타나는 일이 많고(꼭 그렇지는 않습니다) 그 점이 중대 뇌동맥 폐색의 경우와 다른 점입니다.

그 외 좌측의 전대 뇌동맥이 막힐 때에는 요실금(尿失禁 ; 요의를 알 수 없게 되거나 요를 싸버리는 증상)이 일어나곤 합니다만 전대 뇌동맥의 경색을 먼저 서술한 중대 뇌동맥에 비하면 드문 것입니다.

후대(後大) 뇌동맥이 막히면
── 시야가 반이 된다

후대 뇌동맥은 뇌의 뒤쪽에 혈액을 보내고 있습니다. 이 부위는 후두엽이라 불리고 물건을 보는 신경 센터가 있습니다. 오른쪽 후두엽에는 양눈으로 좌측반의 시야(시선을 한곳에 고정했을 때 보이는 범위를 시야라고 합니다)를 보는 움직임이, 왼쪽 후두엽에는 그 반대인 우측반의 시야를 보는 활동이 있습니다.

때문에 예를 들어 오른쪽 후대 뇌동맥이 막혀 버리면 왼쪽 반이 보이지 않게 되고 좌측에 있는 물건을 놓치거나 좌측에 있는 물체에 부딪히거나 합니다.

이 혈관을 후두엽 외에 시상(視床)이라는 장소에도 혈액을 보내고 있지만 거기에 경색이 일어나면 반대측 반신에 얼얼한 불쾌한 자발통(自發痛 ; 압박하거나 움직이거나 하지 않고 가만히 있어도 느끼는 이상한 통증)이 일어나거나 반대측 손발이 떨리거나 멋대로 움직여 버리거나 하는 증상이 나타납니다.

뇌간부 동맥(뇌저동맥)이 막히면
── 가장 심한 증상이 나타난다

뇌의 아랫면을 이루고 있는 혈관을 뇌저동맥이라고 합니다. 이 동맥은

□ 우위뇌반구와 실어증

대뇌는 좌우가 거의 대칭성으로 되어 있고, 외견은 전혀 다르지 않습니다만, 그 활동은 상당히 틀린 곳이 있습니다.

오른손잡이인 사람의 대부분(95%)은 좌뇌반구이지만, 왼손잡이인 많은 사람도 좌뇌반구가 우위뇌반구입니다. 이 우위뇌반구에는 보통 언어 센터가 있습니다. 이 언어 센터에 장애가 일어나면 실어증이라는 증상이 일어납니다.

실어증에는 생각한 것을 잘 이야기할 수 없게 되는 운동성 실어와 상대가 이야기한 말이나 그 의미가 이해가 제대로 안 되게 되는 감각성 실어가 있습니다.

어느쪽이든 한쪽이 증상으로 나타나는 일도 있으며, 양쪽 경우가 나타나는 일도 있습니다. 이것을 전실어(全失語) 혹은 혼합 실어라 부르고 있습니다. 상대가 이야기하고 있는 것도 알지 못하고, 자신의 의지로 언어를 전할 수 없는 것이므로, 곤란한 상태입니다.

그 외에도 물건의 이름만이 나오지 않는 명사실어라는 상태가 일어나는 일도 있습니다.

실어와 아주 닮은 상태로 실독(失讀), 실서(失書)가 있습니다만, 이것도 우위뇌반구의 장애 때에 일어납니다. 실서는 없지만 실독만인 경우도 있습니다. 그 경우는 '자신의 이름을 써 주십시오'라고 명령하면 술술 써도 '그것을 읽어 주십시오'라고 명령하면, 단지 지금 자신이 쓴 자신의 이름조차 읽을 수 없는 기묘한 상태가 나타납니다.

좌측 뇌의 장해로는 우수족(右手足)의 마비가 일어나기 때문에, 실어는 우측 마비 때에 자주 보입니다. 왼쪽 마비가 있는 환자로써는 환자가 왼쪽잡이가 아닌 한 먼저 실어는 일어나지 않습니다.

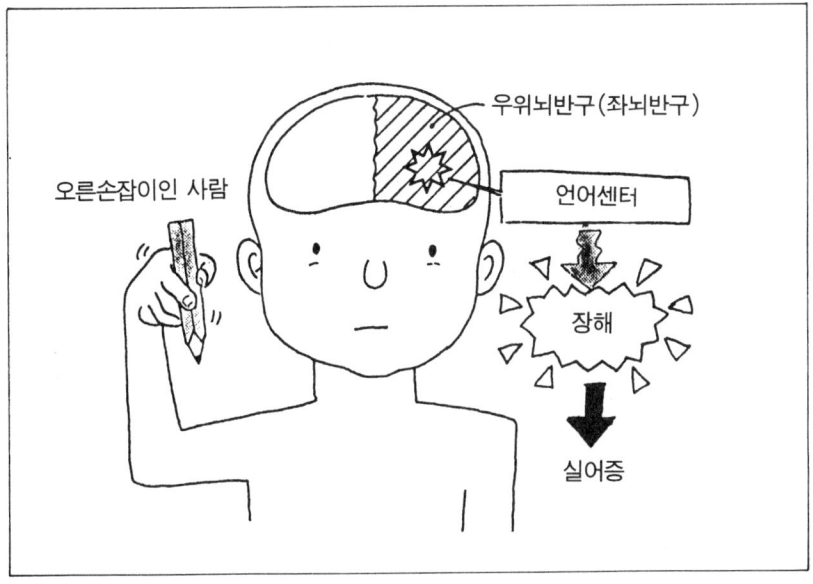

뇌간부(腦幹部)라는 의식센터로 손발을 움직이는 신경, 호흡이나 순환의 중구 등이 집합해 있는 중요한 장소로 혈액을 보내고 있습니다.

이 중요한 장소로의 혈액의 흐름이 나빠지면 강한 빈혈이나 구토가 시작되고 의식도 저하됩니다. 혈류가 그치게 되어 버리면 의식은 없어지고 양손 양발도 움직일 수 없어지고, 중증인 경우는 호흡도 멈춰 버립니다.

이러한 증상은 경색인 경우만이 아니고 뇌간 출혈인 경우도 똑같이 나타납니다. 뇌출혈 때에 자주 보이는 감금 증후군은 이 뇌간 경색에서도 가끔 보이는 증상입니다.

병의 경과와 치료

뇌라는 것은 불가사의한 그리고 남과는 매우 다른 장기입니다. 다른

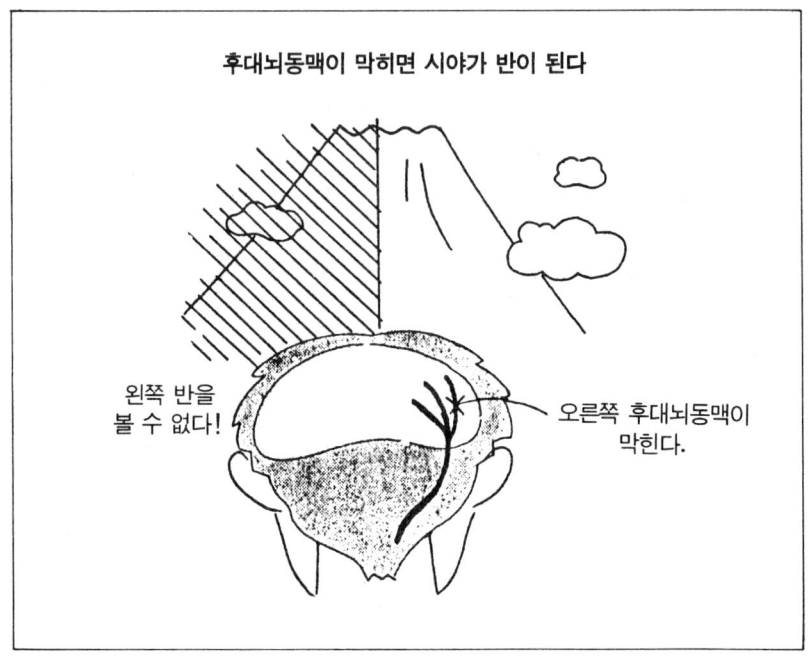

장기라면 비록 2~3시간 혈액이 오지 않아도 살 수 있습니다만 뇌는 그렇지 않습니다. 15분 혹은 길어도 1시간 혈액이 전연 오지 않으면 뇌는 죽어 버립니다. 때문에 발증하고 나서 시간이 경과한 뇌경색으로 그 병소의 중심부는 환자가 병원에 도착할 때에는 이미 좋지 않을 만큼 장애가 계속되고 있다고 생각해도 좋겠죠. 때문에 뇌경색의 치료는 아직 다소 살아있는 주위 조직의 위험을 얼마나 적게 하는가 라는 것이 가장 중요시 됩니다.

□ 뇌부종의 치료

경색 주위에는 차례로 뇌의 부종이 생기고 그 때문에 병변 중심부에서 떨어진 뇌의 중요한 부분이 압박됩니다. 그 결과 뇌헤르니아(hernia)가 일어나 호흡이나 심장을 움직이고 있는 뇌의 중요한 부분이 압박되고 환자의 병세가 급변하거나 경색이 일어나지 않은 장소까지 악영향이 미칩니다.

이것을 막기 위해 부종을 경감시키는 약제를 정맥에서 점적(点滴)으로 주입하거나 때로는 수술을 합니다.

□급성기에는 혈압은 원칙적으로 내리지 않는다

뇌경색의 발작 직후에서는 혈압이 상승해 있는 일이 많습니다만 심장병 등의 합병증이 있어 혈압이 이보다 높으면 심장이 위험한 경우 이외에는 고혈압은 오랫동안 그대로 모습을 보는 일이 많습니다. 이것은 뇌의 혈류를 더이상 줄이지 않기 때문입니다. 그러나 만성기가 되면 약물을 사용해 혈압을 천천히 하강시키도록 합니다.

□발병 후 3~4일 되면

3~4일이 지나도 의식 장애가 계속되고 있으면 영양, 수분 등의 보급을 하고 감염, 예방, 배설 등에는 신경을 쓰지 않으면 안 됩니다. 만약 의식 상태가 좋으면 입으로 약간의 식사를 하는 것도 가능합니다.

또 천천히 리허빌리테이션 준비를 개시하게 됩니다. 대부분의 사람은 입원해 치료를 받고 있다고 생각하지만 의사는 병의 상태를 관찰하면서 리허빌리테이션의 지시를 따라 갑니다. 단지 환자의 상태나 연령, 합병증 그 외 여러 가지 사정으로 어느 환자나 전부 똑같이 치료하는 것은 아닙니다. 이런 점은 주치의를 신뢰해 지시에 따라주면 합니다.

의식 장애가 있거나 손발의 마비가 있거나 해 자신이 체위를 바꿀 수 없으면 욕창이 생기는 일이 있습니다. 욕창은 압박에 의해 피부 그 외 피의 순환이 나빠져 처음에는 피부가 빨갛게 되는 정도의 변화입니다만 점점 심해지면 그것이 자색이 되고 피부가 벗겨지거나 궤양이 되거나

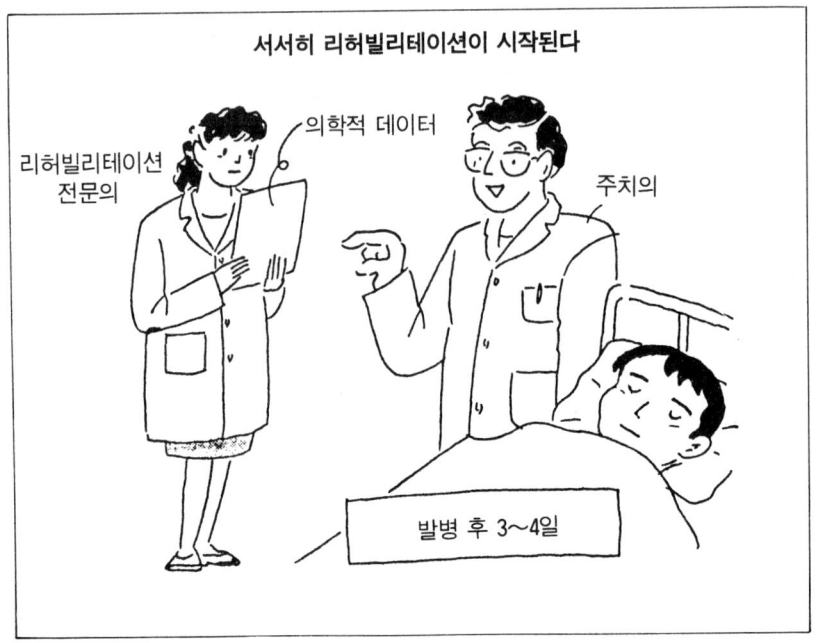

해 그 상처에 병균이 침범하는 상태입니다.

피부는 언제나 청결하게 적어도 2~4시간에 한번은 몸의 위치를 바꾸도록 하고 필요하면 에어 매트라 불리는 탄력성이 있는 매트를 사용하는 등 욕창이 되지 않도록 주의합니다.

□ **만성기에 들어가면**

1개월 이상 지나면 어떤 중증에서도 뇌의 종양이 치유되고 증상은 안정돼 옵니다. 혈압도 필요하면 약물로 안정시킬 수 있습니다. 리허빌리테이션도 필요합니다만 뇌 순환을 개선시키거나 대사(활동)를 좋게 하는 약물을 사용해, 자각 증상(어지러움, 귀 울림, 두통, 저림 등)이나 정신 증상을 좋게 하는 것에도 노력을 해야할 시기입니다.

또 원래부터 있었던 병(합병증)이나 뇌경색 후에 일어난 우발증에 대해서도 치료가 행해집니다.

이들 치료는 환자에 따라 크게 틀리니까 자세한 설명은 생략합니다만 주치의에게 자주 설명을 들으면서 치료를 계속해 주십시오. 이 시기까지 남은 마비나 감각 장애 등은 실어를 빼고는 상당히 고정되어 일이 많습니다.

뇌경색에 수술은 유용한가

뇌경색으로 수술을 하는 것은 극히 한정된 경우뿐이라 말해도 좋겠죠. 그러나 어떤 수술이 실시되는가를 간단히 설명하기로 하겠습니다.

혈관이 막혀 혈액이 흐르지 않게 되거나 조직에 장애가 일어나면 가능한 1시간 이내에 혈류가 회복되지 않는 한, 병변 중심부는 회사(壞死)라는 상태가 되고 그 후 어떠한 일을 해도 그 부분은 회복되지 않는다고 앞에서 밝혔습니다.

때문에 수술은 이론적으로는 병변 주위의 혈액이 부족해 허혈 상태가 되어 있는 부분의 혈류를 좋게 하고, 또 똑같은 혹은 더욱 커다란 새로운 병변이 생기지 않도록 하기 위해 새로운 바이패스를 만들어 주는데 그것도 가늘게 되어 폐색하게 되어 있는 혈관의 통로를 좋게 하기 위해 실시합니다.

천측 두동맥과 중대 뇌동맥 접합술이란 것은 교통지체 대책과 비슷합니다. 만약 내경동맥 혹은 중대 뇌동맥의 근원 부분이 막혔다고 합시다. 그러면 막힌 부분보다 앞의 동맥에는 혈류장애가 일어납니다. 그 부족한 혈액을 외경동맥의 가지에서 보충해 오려고 하는 시도입니다.

수술을 비교적 쉽게 실시할 수 있습니다만 애써 수술해도 다시 막히기도 하는 수가 있습니다. 이 수술은 아직 실시되지 않고 있습니다. 신중히

증례를 보고 나서 수술을 고려하는 시대가 도래하고 있습니다.

경동맥 내막 제거술이라 불리는 수술도 있습니다. 이것은 내경동맥이나 총경동맥에 50% 이상, 99%까지의 협착(혈관이 동맥경화 따위로 좁아지고 있는 일)이 있거나 혈관벽에 궤양이 생겨 깔쭉깔쭉되고 혈전 등이 부착하거나 부착하기 쉽게 되고 있을 때 뇌색전의 원인이 내경동맥에 있고 약물 요법으로도 효과가 보이지 않을 때 등에 실시합니다.

재발 예방과 후유증

수술을 하지 않고 내과적으로 약물 요법을 계속하는 경우, 최근에는 재발 예방을 위해 아스피린, 치클로피진(cyclopidgin) 등 혈소판이 굳어지기 어렵게 되는 약(혈소판 응집 조지제)를 먹는 경우가 있습니다.

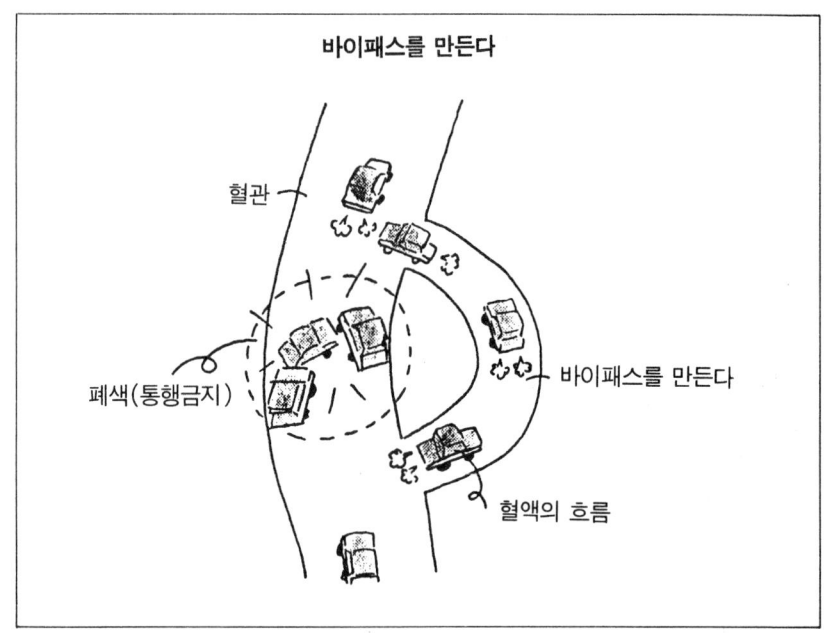

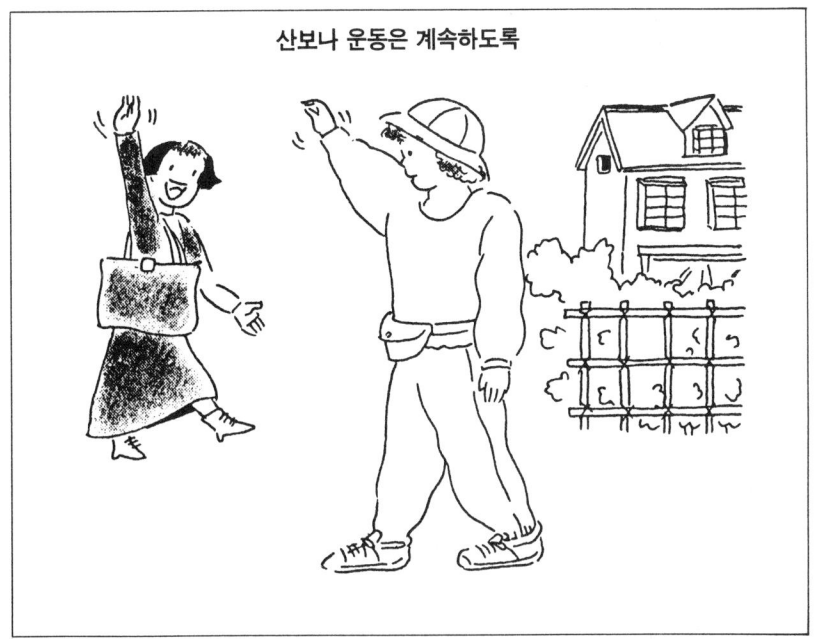

산보나 운동은 계속하도록

 이것은 아직 뇌경색 발작이나 재발의 예방으로 정말 유효할지 어떨지 전문의 사이에서도 의견이 분분한 점입니다만 적어도 나중에 서술하는 일과성 뇌허혈 발작의 재발예방에는 유효한 것을 알 수 있습니다. 단지 이때도 혈압의 충분한 컨트롤이 필요합니다. 뇌경색이 예방된다고 해도 뇌출혈이 일어나 버리면 아무것도 되지 않기 때문입니다.

 후유증에 대해서는 발증 후 1개월 이상이나 완전한 마비나 혼수(昏睡) 그 외의 발증이 계속되고 있으면 그들은 정도의 차는 있는 후유증으로써 남는다고 각오하는 편이 좋을 듯합니다.

 단지 언어 장애, 특히 실어증은 때로는 6개월 정도까지 회복하는 일이 있으므로 다소 좋게 되어도 리허빌리테이션, 산보나 운동을 그치면 또 나쁘게 되는 사람도 있으므로 운동은 계속해 주십시오.

 상태가 허락되면 원래 일로 돌아가거나 가정에서의 일에 돌아가도 좋다고 생각하고 무엇보다도 사는 보람을 발견하는 일이 필요합니다.

일과성 뇌허혈
발작(TIA)으로 밝혀지면

가장 가벼운 뇌졸중

일과성 내허혈 발작(TIA)에서는 앞에서도 서술했듯이 급하게 그리고 일시적으로 한쪽 손발이 마비하거나 반신이 저리거나 입이 뒤틀리거나 한쪽 눈이 흐리거나 전혀 보이지 않게 되는 증상이 나타납니다만 24시간 이내에 그 증상 모두가 사라져 버리는 것이 특징입니다.

뇌경색이나 뇌출혈과 달라 후유증이 없어 가장 가벼운 뇌졸중이라 말할 수 있겠죠. 그러나 TIA는 뇌경색의 조짐이거나 상당히 큰 뇌경색인데도 가끔 일어난 장소가 뇌 속에서도 중요한 기능을 갖고 있지 않았던 장소이거나 한 경우입니다.

가벼우니까 해서 방치해 두면 나중에 커다란 경색이 다시 일어날 가능성이 있습니다. TIA를 경험한 환자의 30~40%는 치료하지 않으면 가까운 미래에 커다란 뇌경색을 일으킨다고 되어 있는 것은 전술한 대로입니다.

TIA의 치료는 먼저 혈소판 응집 조지약

TIA의 원인에는 혈압의 급격한 변동이나 혈관의 압박 등도 있습니다만 이 경우는 그 원인을 제거하는 일이 예방책일 수 있습니다.

그러나 TIA의 많은 원인은 뇌의 작은 색전(미소(微小) 색전) 또는 혈전(미소 혈전)이라고 되어 있습니다. 그 경우 혈소판이 응집해 굳어지게 되어 그것이 혈전으로 되고, 떨어져 색전의 근원이 되는 일이 많으므로 혈소판을 응집하기 힘들게 하는 약(혈소판 응집 조지약 또는 억제약)이 TIA 재발작 예방에 사용되어 효과를 보이고 있습니다.

그 대표적인 것은 감기약이나 통증을 멈추는 데 사용되는 아스피린이고 그 외 치클로피진이라는 약도 사용되고 있습니다. 이들 약은 TIA의 재발 예방에 확실한 효과가 있는 것이 인정되고 있습니다. 또 마치 뇌경색의 재발 예방에도 효과가 있을 것이라 말해지고 있습니다.

그러나 이런 약을 건강한 사람이 계속 먹으면 뇌경색이 되지 않는가 라고 하면 반드시 그렇다고는 아직 말할 수 없는 단계이고, 뇌경색이나

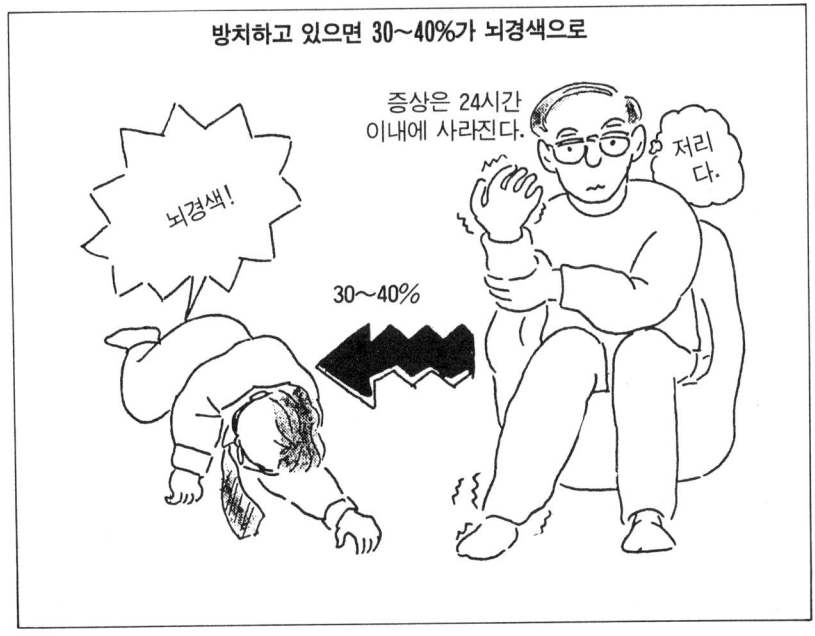

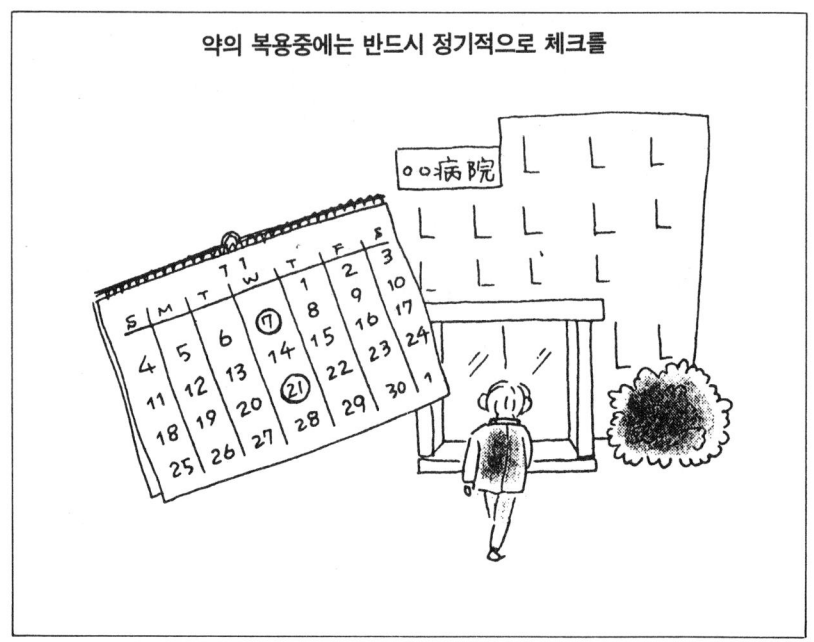

심근경색 예방에 이들 약이 정말로 효과가 있는지 없는지를 미국이나 영국 또는 일본에서 현재 연구중인 상황입니다.

혈소판 응집 조지약이 효과가 없을 때

혈소판 응집 조지약이 전혀 효과가 없고 이런 약을 여러 가지 먹어도 TIA가 빈발하는 경우는 미소색전이나 혈전 이외의 원인도 생각하지 않으면 안 됩니다.

혈관 촬영에서 혈관의 현저한 협착이 발견되고 거기에 다소의 혈압변동이 보태지면 그 협작에서 앞 부분에 혈액이 가지 않게 되어 TIA가 발증하는 일이 있습니다.

이러할 때에는 드물게 내외과적 수술을 실시하는 일도 있습니다만 그 결정을 전문가와 잘 상담하고 나서 해 주십시오.

TIA 치료의 일반적 주의

고혈압을 치료하고 그 외에 뇌졸중의 위험 인자가 있으면 그 치료를 하는 것도 당연히 필요합니다.

끽연이나 음주, 특히 담배는 발작 유인의 하나라고 할 수 있습니다. 담배에는 혈관을 수축시키는 기능이 있기 때문입니다.

또 혈소판 응집 조지약이나 때로 사용되는 항응고약을 먹고 있는 동안은 반드시 정기적으로 특히 혈압이나 혈액의 덩어리 정도의 체크를 받아 주십시오. 큰 뇌경색은 예방할 수 있다 해도 거꾸로 뇌출혈 등이 일어날 수도 있기 때문입니다.

뇌출혈로 밝혀지면

출혈하기 쉬운 장소와 나타나는 증상

뇌 조직 속(뇌실질내)에 일어나는 출혈을 뇌출혈이라 하며 주된 원인은 고혈압입니다.

그리고 나타나는 증상도 뇌출혈을 일으킨 장소에 따라 각양각색입니다. 이하 출혈하기 쉬운 장소와 증상에 대해 설명하겠습니다.

가장 많은 피각 출혈(被閣出血), 시상 출혈(視床出血)
── 한쪽 손발이 움직이지 않거나, 감각이 없어진다

뇌출혈을 일으키는 장소와 비율

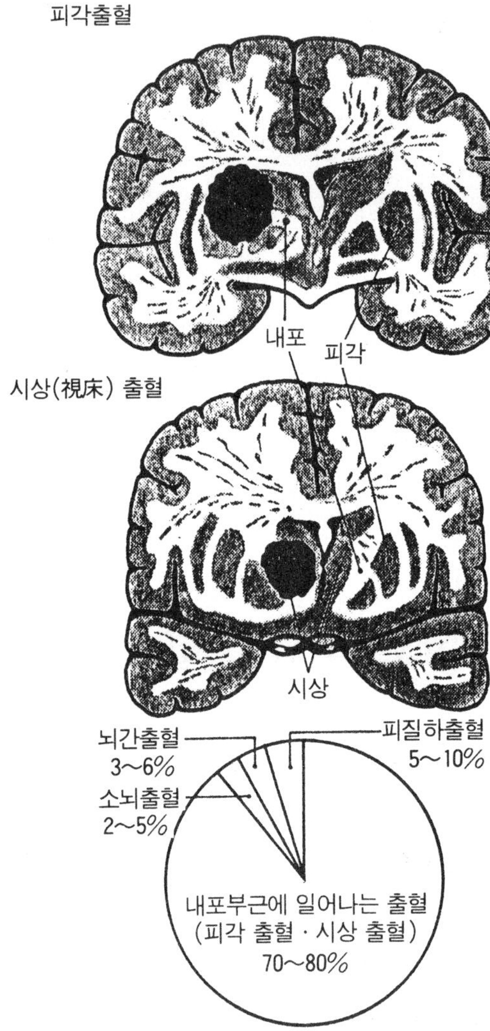

피각출혈

내포 피각

시상(視床) 출혈

시상

뇌간출혈
3~6%

피질하출혈
5~10%

소뇌출혈
2~5%

내포부근에 일어나는 출혈
(피각 출혈·시상 출혈)
70~80%

제4장/뇌졸중이라 밝혀지면 133

　고혈압이 원인인 뇌출혈(고혈압성 뇌출혈)의 대부분은 뇌 속에서도 대부분을 차지하는 대뇌에 일어나기 쉬운 것이 알려져 있습니다. 이 대뇌는 무언가를 생각하거나 보거나 손발을 움직이는 중추가 모여 있는 중요한 곳입니다.

　대뇌 속에서도 특히 뇌출혈이 일어나기 쉬운 곳은 앞의 그림의 내포라 불리는 반대측 손발을 움직이는 운동 신경이나 반대측의 손발에서의 감각을 전하는 신경 등 중요한 신경 섬유의 집합이 있는 부분의 근처입니다.

　가장 많은 것은 내포 외측의 피각에서의 출혈로 피각 출혈 또는 외측형 출혈이라고도 말합니다. 그 다음으로 많은 것은 내포 내측의 시상이라는 곳에서의 출혈로 시상 출혈 또는 내측형 출혈이라 하고 있습니다.

　어쨌든 고혈압이 원인인 뇌출혈의 대다수는 내포의 외측이나 내측에서 일어나 출혈이 내포로 향해 퍼지므로 뇌출혈이 우측에 일어나면 좌측에, 좌측에 일어나면 우측 손발이 움직이지 않게 되고 편마비(반신불수)나 반신의 감각이 없어지게 되는 등의 증상이 나타납니다.

　이 출혈이 상당히 크고 대뇌 전체나 두개골 속에서 의식에 관계하는

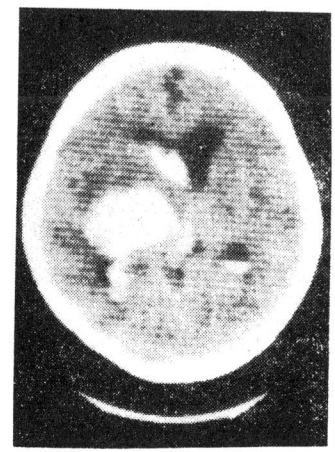

뇌출혈의 CT상
(하얀 부분이 출혈 부위)

부분에까지 영향이 나타나면 불러도 대답하지 않거나 꾸벅꾸벅하거나, 완전한 혼수 상태로 빠져 버리거나 합니다. 이러한 내포 부근에 일어나는 뇌출혈은 뇌출혈 전체의 70~80% 가까이를 차지하고 있습니다.

때로 혼합형 출혈이라는 말이 사용됩니다만 이것은 내포도 포함해 피각과 시상 양쪽에 출혈이 미쳐 내포의 외측에서 출혈이 시작된 것인지 내측에서 시작된 것인지 알 수 없을 정도로 큰 출혈인 경우를 말합니다.

고혈압 이외에서도 일어나는 피질하 출혈(皮質下出血)
——증상은 장소에 따라 각양각색

뇌출혈은 고혈압 이외의 원인에서도, 또 내포 이외의 장소에서도 드물게 일어나는 경우가 있습니다. 대뇌 표면에는 대뇌 피질이 있습니다만 그 바로 아래에 일어나는 것이 피질하 출혈이고 그 비율은 전체 뇌출혈의 5~10% 정도입니다.

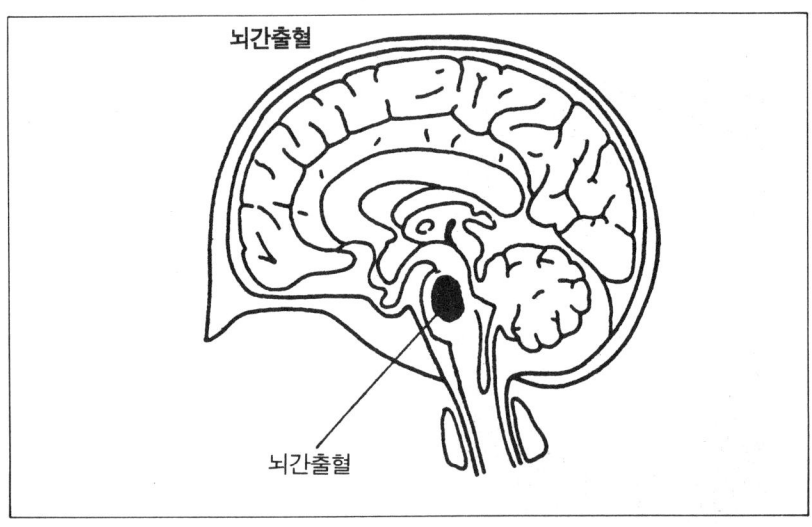

피질하 출혈인 경우는 고혈압이나 동맥경화만으로 한하지 않고 작은 혈관의 기형이나 간장병, 혈액병 등 전신병 또는 외상 등에 의해서도 일어납니다.

뇌는 각각의 장소에 따라 다른 기능을 갖고 있으므로 피질하 출혈인 경우는 출혈한 장소에 따라 나타나는 증상도 다릅니다. 예를 들면 양눈이 오른쪽 반 또는 왼쪽 반만 보이지 않게 되거나 손발은 평상시처럼 움직이지만 말할 수 없게 되거나 합니다. 또 갑자기 두통과 의식저하가 잠깐동안 일어나지만 곧 좋아지는 등 전문가에게 보여 검사를 받지 않으면 뇌출혈이라고는 알아차리지 못하는 증상인 것도 있습니다.

중독인 증상이 나타나는 뇌간 출혈(교출혈)

뇌출혈은 뇌간부라 불리는 많은 뇌신경과 호흡의 중추(센터)가 있는 생명의 유지라는 중요한 역할을 취급하고 있는 부위에 일어나는 것도 있고 대개 전체 뇌출혈의 5%가 이 부위에 일어나는 출혈입니다.

뇌간부에서도 가장 자주 출혈이 일어나는 것이 교(橋)라 불리는 부위이므로 그 경우는 교출혈(橋出血)이라 부릅니다. 특히 부위의 큰 출혈로는 발작 후 몇 분동안 의식이 전혀 없게 되고 양손발을 전혀 움직이지 못하게 되고 그대로 사망해 버리는 일이 있습니다. 뇌출혈 중에서 가장 증상이 심한 것은 뇌간(교) 출혈이라 해도 좋습니다.

그러나 최근 교출혈에서도 가벼운 발작으로 그치는 사람도 있는 것이 알려지고 있습니다. 자각 증상이 가볍고 본인 자신도 그렇게 심한 병이라고는 생각지 않고 병원을 찾아 검사로 교출혈이라 진단받고 비로소 놀라는 경우도 있습니다. 이러한 많은 사람들은 고혈압 등이 있어도 확실히 치료를 받고 생활상의 주위 등도 잘 지키고 있는 사람입니다. 매일의 마음가짐이 중요하다고 말할 수 있습니다.

□ **교출혈과 감금 증후군**

뇌간(교)출혈은 뇌출혈 중에서 가장 중증인 증상이 나타난다고 서술했습니다만, 그 증상에서 상당히 회복되는 사람도 있습니다. 손발이 전혀 움직이지 않는데도 의식만이 되돌아 오는 일도 있습니다. 그러나 환자는 양손발뿐만 아니라 입도 전혀 움직이지 못하므로 만일 주의깊게 관찰하지 않으면 의사도 가족도 환자의 의식이 돌아왔는지 잘 모릅니다.

그러나 이러한 경우에도 눈을 깜박이거나, 조금 눈을 움직일 수 있는 일이 많습니다. 그래서 큰소리로 이름을 불러 들리면 눈을 감아 주세요 하고 명하면, 환자는 미미하지만 눈을 깜박이기도 합니다.

알렉산드르 뒤마라는 사람이 쓴 「몽테크리스토 백작」이라는 유명한 소설을 알고 있는 사람은 많다고 생각합니다. 그 소설에서 주인공인 에드몬 단테스를 쫓는 검사가 있습니다만, 그 아버지의 상태가 이 감금 증후군 상태와 똑같습니다.

이 아버지는 살아 있는 시체같이 누워 있지만, 눈꺼풀의 깜박임으로 예스인지 노우인지를 대답하고 유언장을 만들었다는 내용이 있습니다.

뒤마가 상세하게 이 등장 인물의 상태를 묘사하고 있는 것은, 상당히 흥미있습니다. 아마 그는, 어딘가에서 이런 환자를 보고 의학적 지식과는 관계없이, 그것을 소설 속에 인용한 것이겠죠.

이 상황은 움직일 수 없는 육체에 정신 기능이 갇혀 버린, 혹은 홀로 방에 갇혀 밖의 사람들의 소리는 들리는 데도, 본인은 전혀 대응할 수 없다는 의미로 '감금 증후군'이라 불리고 있습니다.

가족이 환자의 침대 옆에서 부주의하게 말하는 것도, 사실은 환자는 전부 듣고 있고, 마음속으로 소리쳐 울고 있을지도 모릅니다. 그러니 환자의 침대 옆에서는 부주의한 말을 삼가해야 합니다. 이 상태는 뇌간출혈만이 아니라, 뇌경색일 때에도 일어난다는 것은 이미 뇌경색의 항목에서 이야기했습니다.

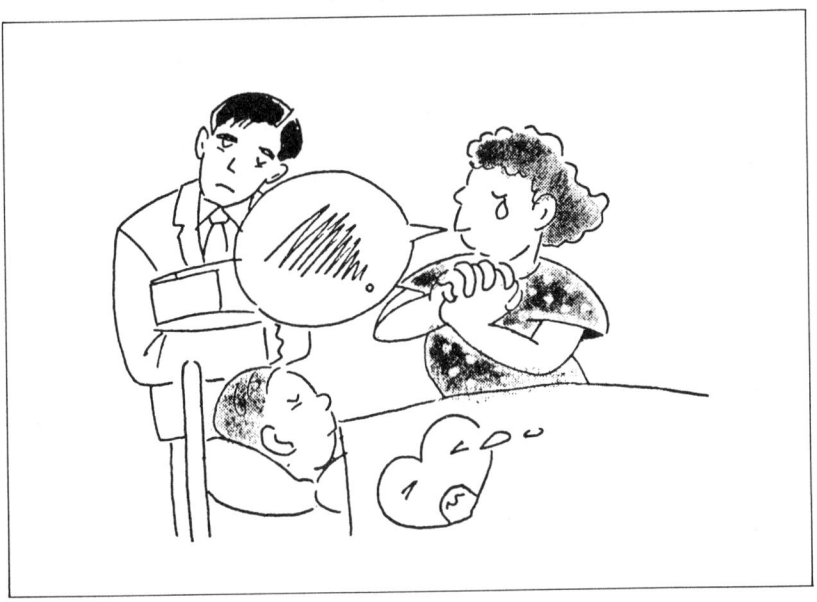

조기 수술이 필요한 것도 있는 소뇌(小腦) 출혈
──심한 두통이나 구토로 시작되는 일이 많다

뇌출혈의 1할에는 미치지 않는 드문 경우입니다만 더불어 중요한 것이 소뇌 출혈이 있습니다.

증상은 후두부나 때로는 머리 전체의 심한 통증과 구토, 구역질로 시작되는 일이 많고 처음부터 의식을 잃는 일은 적습니다만 그 중에 빙빙

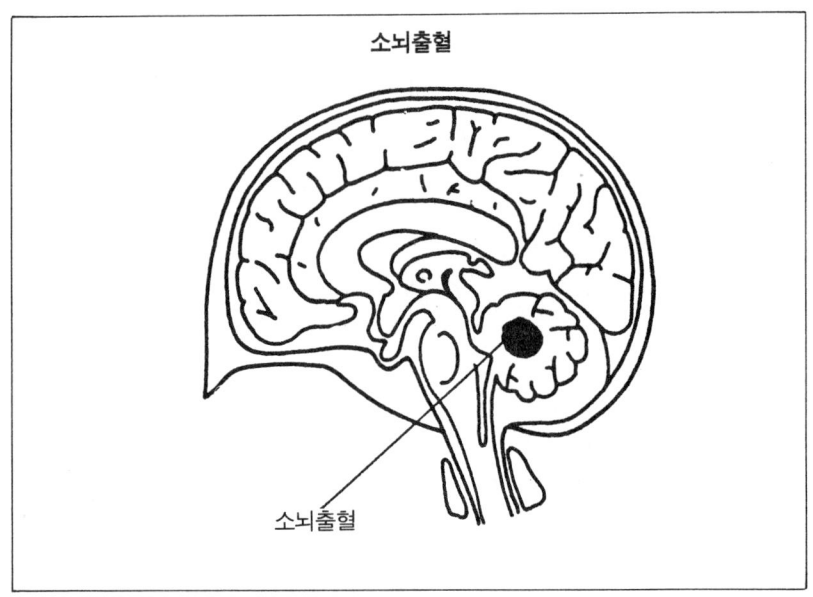

돌아 곧바로 걸을 수 없게 되는 등의 증상이 출현합니다. 그 시점에서 곧 병원에 가면 좋습니다만 시간이 지나면 의식 장애가 시작되고 손발도 움직이지 않게 되어 교출혈과 구별이 가지 않게 됩니다. 이것은 때로 수술을 필요로 하는 병입니다만 상당히 진행된 후는 이미 늦습니다.

병의 경과와 내과적치료

□발증 직후의 고혈압 대책과 뇌부종 대책

뇌출혈인 경우는 발증 직후에는 뚜렷한 고혈압을 함께 하고 있는 일이 많고 혈압이 높아서 점점 출혈이 심하게 되서는 곤란하니까 원칙으로서 최고 혈압이 250밀리나 230밀리라는 상당히 높은 경우는 약을 사용해 혈압을 내립니다.

뇌부종 대책이란 것은 뇌에 출혈이 일어나면 그 주위에는 점차 뇌부종

이라는 뇌의 부종이 생기고 이것에 대한 대책입니다
 부종을 경감시키기 위해 약간의 약제가 주로 점적으로 이용됩니다만 이 치료는 2주일 이상 계속되는 일도 있습니다.

□ 발증 1개월 정도까지의 주의

고혈압의 컨트롤은 물론이고 적극적인 리허빌리테이션, 뇌부종이 아직 계속되고 있으면 그 치료를 주체로 뇌의 대사나 순환을 활발하게 하는 약물 요법도 경우에 따라서는 필요합니다. 그 외에 필요한 것은 합병증에 대한 치료입니다.

고혈압만이 아니라 심비대(心肥大), 폐렴, 패혈증, 방광염, 경련, 그 외 여러 가지 병이 이때 생기므로 그 합병증의 악화에 의해 환자의 상태를 나쁘지 않게 하지 않는 일이 중요합니다.

□ 만성기에 들어가면

이 시기에는 증상이 가볍게 끝나 걸어다니는 사람에서 중독으로 아직 혼수 상태가 계속되고 있는 사람까지 여러 가지 경우가 있습니다.

걸을 수 있는 사람은 합병증의 유무에도 의합니다만 의사의 허가까지 있으면 적극적으로 활동해 주십시오. 물론 필요한 약물 요법은 계속합니다. 재발 예방을 위해서도 혈압에는 주의하십시오. 필요하다면 뇌의 대사 개선제나 순환 개선제를 계속합니다.

마비가 강한 사람이나 실어나 언어 장애인 사람은 리허빌리테이션에 정성을 다해 주십시오. 실어나 언어 장애에는 전문가의 하루 1~2시간의 언어 훈련만은 불충분합니다. 병문안 온 가족도 적극적으로 환자와 이야기를 하거나 이야기를 시키거나, 텔레비전을 보게 하거나, 신문을 읽히는 등 협력해 주십시오.

혼수 상태가 계속되고 있는 경우에는 합병증에 의해 더욱 상태가 나빠지거나 사망하거나 하는 일도 있으므로 그 치료나 예방이 가장 포인트가 됩니다.

수술이 필요한 때

뇌출혈의 수술은 긴급히 하는 편이 좋은 경우, 수술해서 좋게 되는 경우, 수술해도 전혀 효과가 없는 경우가 있습니다. 대부분은 다음 표와 같은 피각 출혈이나 소뇌 출혈, 피질하 출혈 따위의 일부에 행해집니다.

□피각 출혈인 경우
중간 정도의 의식 장애가 있고 60세 이하이며 게다가 우측의 뇌출혈 밖에 없다면 수술하는 편이 좋을지도 모릅니다.

□소뇌 출혈인 경우
특히 출혈이 계속되고 있는 경우나 큰 소뇌 출혈인 경우에는 혈종을 제거하는 수술을 하는 편이 결과가 좋습니다. 작은 출혈인 경우는 내과적 치료로 충분합니다.

수술을 하는 편이 좋은 경우

□**피각 출혈**
- 의식 레벨이 나쁘지만 혼수 상태는 아니다.
- 60세 이하의 비교적 젊은 환자 · 증상이 상당히 진행
- 발증 6시간 이내 · 뇌실(腦室) 출혈이 있을 때

□**소뇌출혈**(중증례)

□**피질하 출혈**
- 대혈종 · 진행하는 의식 장애

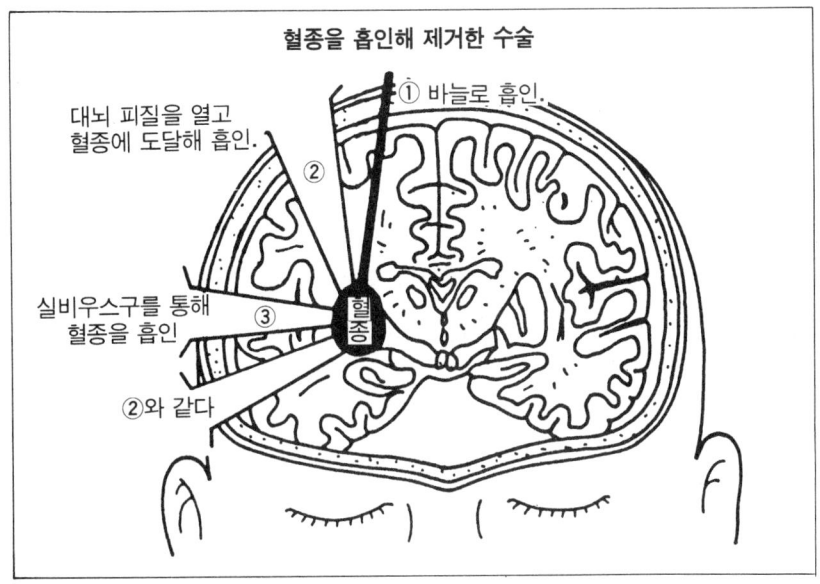

□ 피질하 출혈인 경우

혈종이 크게 의식 장애나 그 밖의 증상이 점점 진행해가는 경우에 수술이 행해집니다.

그 밖의 경우

뇌실(腦室) 속에 혈액이 모여 뇌실이 커지거나 막혀 버릴 것 같을 때는 뇌실 드레너지라 해서 내실에 관을 넣고 모인 혈액을 밖으로 내는 듯한 처치를 하는 것이 있습니다.

재발 예방과 후유증

재발 예방은 첫째도 둘째도 혈압의 컨트롤입니다. 일상 생활에 주의하고 특히 염분이 억제된 식생활을 하고 한달에 한 번 정도는 혈압의 체크를 받으러 병원을 찾도록 합니다.

발작 후 1개월 이상이나 완전한 마비나 혼수, 그 외 증상이 계속되고 있으면 그것들은 정도의 차는 있는 후유증으로서 남는다고 각오하는 편이 좋을 듯합니다. 단지 언어 장애, 특히 실어증은 뇌출혈인 경우에서도 때로는 6개월 정도까지는 회복되는 일이 있으므로 끈기있는 치료를 계속해 주십시오. 그 밖의 주의는 뇌경색인 경우와 같습니다.

지주막하 출혈이라 말해지면

보통 뇌졸중은 고혈압이나 동맥경화가 원인입니다만 예외적인 것이 지주막하 출혈입니다. 지주막하 출혈은 젊은 30대, 40대인 사람에게도 일어납니다. 원인은 동맥류(다음 페이지 그림과 같은 동맥에 생기는 혹)

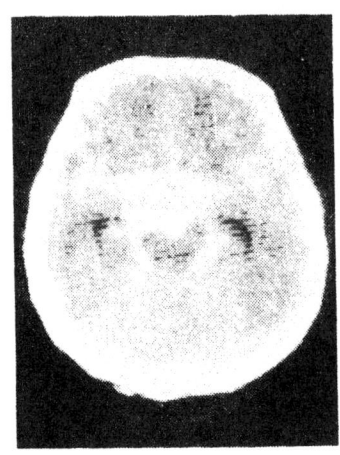

지주막하 출혈의 CT상
(하얀 부분이 출혈 부분)

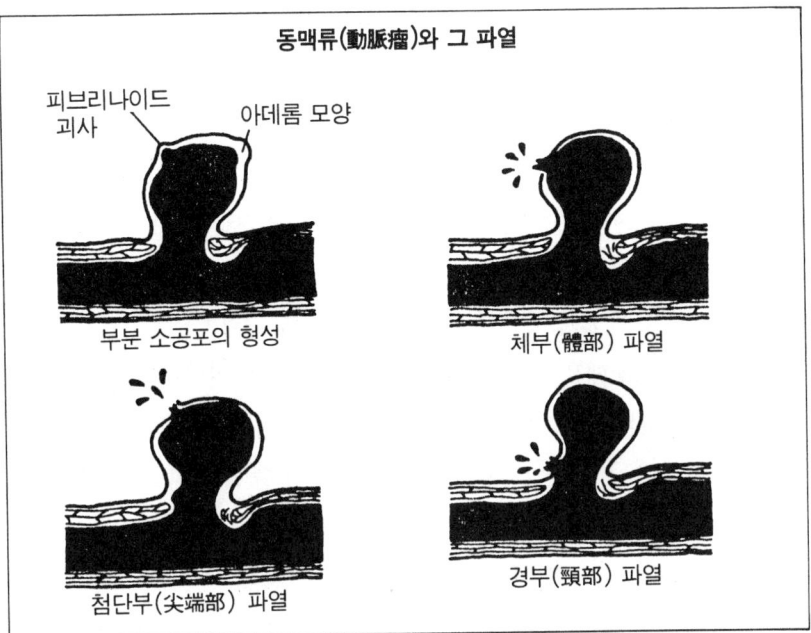

의 파열이 많고 주요 증상은 급히 일어나는 심한 두통으로 지주막하 출혈의 가능성이 있을 때는 될 수 있는 한 빨리 검사를 받습니다. 그리고 수술이 필요하면 외과의와 잘 상담하지 않으면 안 됩니다.

전조와 증상의 특징

□전조는 없지만

지주막하 출혈의 원인이 동맥류 파열인 경우, 전조도 없이 갑자기 일어난다고 써 있는 책도 많습니다.

그러나 환자에게 발작전의 일을 잘 물어 보면 반수 가까이 가벼운 두통이 있었다든지 물체가 일시적으로 이중으로 보였다는 등의 증상이 있었다고 말합니다. 동맥류가 있는 경우, 이 혹이 눈으로 가는 신경을 압박해 물체가 이중으로 보이기도 하는 일이 있습니다.

□ 심한 두통

발증했을 때의 두통은 갑자기 일어나고 지금까지 경험한 일도 없을 정도로 심했다고 환자는 말합니다. '머릿속이 찢어지는 듯한', '평생동안 처음으로 이런 심한 두통을 경험했다'라고 호소하는 일이 많습니다. 또 동시에 구역질을 느끼거나 토해 버리는 일도 있습니다.

두통은 돌발하기 때문에 아침식사 도중에 발작이 있어났다던가, 회사에서 근무 중에 또는 일어설 때 등으로 발작이 일어난 시간을 대개 며칠 몇시 몇분 중이라고 말할 수 있는 것이 지주막하 출혈의 특징입니다.

□ 의식 장애는 일시적인 것이 많다

일시적으로 의식이 옅어지거나, 의식 불명이 되는 경우도 있습니다만 일시적인 것으로 다시 원래대로 돌아오는 일이 많은 것도 특징입니다. 뇌출혈의 경우는 그대로 혼수 상태로 떨어지는 일도 있습니다.

또 때로는 한쪽 눈의 통증, 그 후 물체가 이중으로 보이거나 가벼운 편마비나 실어증이 나타나는 일도 있습니다.

동맥류와 뇌동정맥 기형

□ 지주 막하 출혈의 주요 원인은 동맥류의 파열

40세 이상인 사람의 지주막하 출혈의 원인의 대부분은 동맥류의 파열입니다. 이 동맥류가 생긴 원인의 대부분은 뇌혈관을 만들고 있는 막 일부의 선천적인 결손으로 생각되고 있습니다.

혈관벽은 외막, 중막, 내막으로 되어 있습니다만 그 중 중막의 일부가

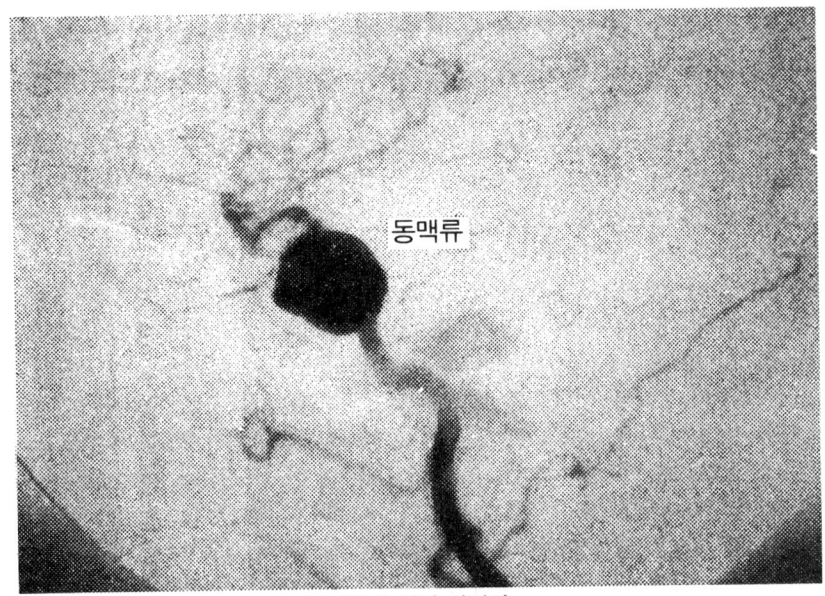
뇌동맥류의 혈관 촬영상

부족해 그것에 오랜시간과 혈압·혈류의 영향이 더해지면 혈관이 부풀어 올라 동맥류가 됩니다.

　이 혹은 거의 크게 되지 않는 한 증상을 보이는 일은 없습니다만 앞에도 썼듯이 드물게 이 혹의 압박으로 물체가 이중으로 보이기도 하는 일이 있습니다.

　그러한 혹이 있는 사람이 급히 게다가 혈압이 오르거나 드물게는 혈압이 오르지 않아도 그림과 같은 작은 혹이 동맥류의 앞에 생겨 그것이 파괴된 것이 지주막하 출혈인 것입니다.

　동맥류가 파열해 지주막하 출혈을 일으키기 전에도 동맥류의 존재는 뇌혈관 촬영을 실시하면 알 수 있지만, 이 검사는 규모가 크기 때문에 누구나 받을 수는 없습니다. CT를 찍을 때 조영제(造影劑)를 넣고 찍는 일이 있습니다만 그래서 발견될 수 있는 일도 있습니다.

이런 검사로 동맥류의 존재가 파열 전에 알면 수술로 거기에 클립을 끼우거나 바깥쪽에서 고정해 버리는 등 해서 지주막하 출혈의 발증을 예방하는 수가 있었습니다. 물체가 이중으로 보이거나 감기가 들지 않았는 데도 갑자기 심한 두통이 난다, 그리고 가족중에 지주막하 출혈이 되었던 사람이 있는 등의 경우는 신경내과의, 내외과의에게 자주 진찰을 받아야 합니다.

□선천적인 뇌동정맥 기형

뇌동정맥 기형은 선천적인 것입니다. 태어나기 전 모친의 태내에 있는 동안에 뇌의 모세혈관은 생기지만 혈류가 들어오는 동맥과 나가는 정맥이 모세혈관을 통하지 않고 직접 이어져 버린 것이 뇌동정맥 기형입니다.

태어난 뒤 점점 커지는 것에서 그 후도 거의 커지지 않고 현미경 검사로 처음 알 수 있는 작은 것까지 여러 가지가 있습니다만 어쨌든 이 뇌동

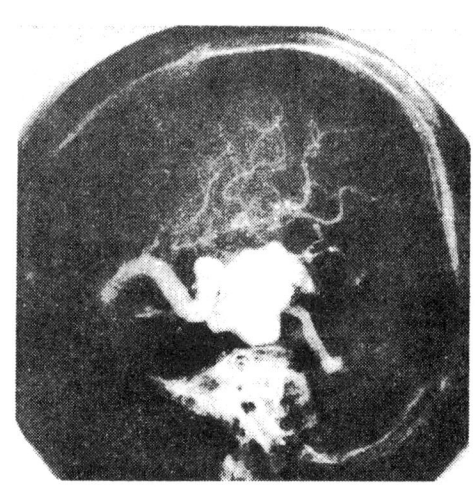

뇌동정맥 기형인
뇌혈관 촬영상

정맥 기형인 혈관벽은 얇고 약하므로 파열되기 쉽고 이것이 파괴되어도 지주막하 출혈이 일어납니다.

뇌동정맥 기형은 뇌의 동맥과 정맥 사이에 이상한 혈관 같은 교통이 있어 그 일치부(교통하고 있는 부분)가 파괴되어 출혈하는 것입니다.

빨리 검사를 해 원인을 확인한다

심한 두통 등 증상에 특징이 있으므로 지주막하 출혈은 비교적 임상적으로도 진단되기 쉽고, 또 그 확정 진단은 CT나 수액 검사로 결정됩니다.

문제는 지주막하 출혈의 원인을 확실히 하는 것입니다. CT로도 상당히 알 수 있습니다만 수술 등을 위해서는 상황이 허락되는 한 빨리 혈관 촬영을 하는 일이 필요합니다. 극단적으로 고령인 환자나 수술을 매우 할 수 없을 정도의 중증인 환자를 빼고는 혈관 촬영을 실시하는 편이 좋다고 생각합니다.

동정맥 기형은 갑자기 생기는 것이 아니라 꽤 이전부터 뇌에 존재하고 있던 것으로 그 때문에 지주막하 출혈 발증 전에 간질과 같은 경련 발작 등이 있고 파열 전에 진단되는 일도 드물게 있습니다.

□병의 경과, 후유증과 치료

지주막하 출혈은 자연히 좋아지는 경우도 있습니다만 의식장애가 좋아져도 수두증(水頭症;뇌실이 확대해 뇌에 대량의 수액이 저류하는 병)이 남거나 지주막에 나온 혈액의 촬영으로 혈관이 수축(혈관연축)하여 뇌경색이 생겨버리는 일도 있습니다. 치매나 보행 장애, 요실금이 남기도 합니다.

따라서 동맥류가 파열한 경우의 지주막하 출혈에는 전신 상태가 좋다면 조기에 수술(동맥류의 목 부분에 클립을 끼우는 수술)을 하는 시설이 늘고 있습니다.

뇌동정맥 기형의 파열이 지주막하 출혈은 동맥류파 열에 비하면 경증이 많고, 또 수술로 크게 기형인 부분을 제거하면 나중에 마비 등이 남는 일도 많으므로 때로는 수술하지 않고도 치료를 합니다.

무엇보다도 전문가의 의견을 잘 들은 다음에 수술이 필요할 때는 수술을 받는 용기를 갖는 것이 중요합니다.

검사의 여러 가지

한마디로 뇌졸중이라 해도 거의 증상이 나타나지 않는, 혹은 남지 않는 경증부터 의식이 전혀 없게 되는 중증까지 여러 가지 종류가 있다는 것을 이해했으리라 생각합니다.

의사는 환자의 진단을 확실히 하기 위해서나 원인 또는 합병증의 유무를 조사하기 위해 또는 치료의 방법을 생각하기 위해 여러 가지 검사를 합니다. 그 중에는 왜 이런 검사를 하는건지 일반 사람들은 알 수 없는 것도 있을 것입니다.

가족인 사람은 그것을 하나하나 물어보는 일도 있다고 생각하므로 여기서는 뇌졸중에 대한 여러 가지 검사와 그 의미를 조금 자세히 설명하거나 생각합니다.

먼저 구명(球明)을 위한 체크

□ 전신 상태의 체크

구급차에서 운반되어온 의식이 없는 중증인 환자에게는 먼저 혈압, 호흡 상태, 맥박, 심장 고동(심음;心音), 혀가 목의 속에 쑥 들어가지 않았는가, 어딘가 외상이 없는가 따위를 의사는 급히 조사합니다.

혈압이 매우 높거나 상당히 낮으면 곧 처치하는 것이 필요합니다. 호흡이 불규칙하게 거칠고 그 원인이 혀가 목에 조금 들어가 있기 때문이라면 호흡이 편하게 되도록 에어 웨이를 입에 넣거나 기관에 관을 넣을 필요가 있을지도 모릅니다.

호흡의 장애가 담이 막혀 있기 때문이라면 흡인해 담을 제거해 내지 않으면 안 됩니다. 심장이 약하면 그 처치를, 구토가 심하면 구토를 멈추고, 토한 것이 기관에 막히지 않도록 합니다.

이러한 처치를 하면서 의사는 곁에 따라온 사람에게 환자는 어떤 상태로 어떻게 쓰러졌는가 등을 묻겠죠. 보통 환자를 따라가는 사람은 보통 함께 살고있는 사람이나 또는 쓰러질 때 그 장소에 있던 사람이기 쉽습니다. 따라서 짧고 요령있게 구체적인 상황을 설명하는 것이 중요합니다.

□ 의식의 정도, 눈동자(동공)의 상태를 본다

혈압이나 호흡·맥박을 조사해 심장이나 폐의 음을 들은 후 빈혈이나 황달의 유무도 체크합니다. 빈혈이나 황달도 의식 장애의 원인이 되기 때문입니다. 거기다 의식 장애의 정도(깊이), 눈동자는 열리지 않는가, 좌우는 틀리지 않는가, 마비는 있는가, 있다면 어느쪽인가 등을 체크해야 합니다.

의식 장애의 정도는 완전히 의식이 없는 혼수상태인지 강하게 자극하면 반응 하는 혼수 상태인지 꾸벅꾸벅 졸고 있는듯한 경면 상태인지, 혹은 정상인가 등을 측정합니다.

그 외 자주 의사나 간호원이 회중전등이나 펜라이트 같은 것으로 눈을 살펴 봅니다. 그것은 눈동자의 크기나 빛에 반응하는 것을 보기 위해서입니다.

눈동자에 빛이 닿으면 보통은 눈동자가 작아집니다. 빛을 제거하면 눈동자는 원래 크기로 돌아갑니다. 이것은 정상입니다. 눈동자가 열려 있을 때 조금 어렵게 말하면 동공이 직경 5~6밀리 이상 커져 있으면 심각한 징후입니다. 좌우 눈동자의 크기가 다른 것도 있습니다. 또 뇌간부의 병은 거꾸로 눈동자가 너무 작아서 직경 1mm 이하가 되는 일도 있습니다.

이렇게 병의 여러 가지 상태로 눈동자의 크기가 변하는 것만이 아니고 빛에 대한 반응이 나빠지기도 합니다.

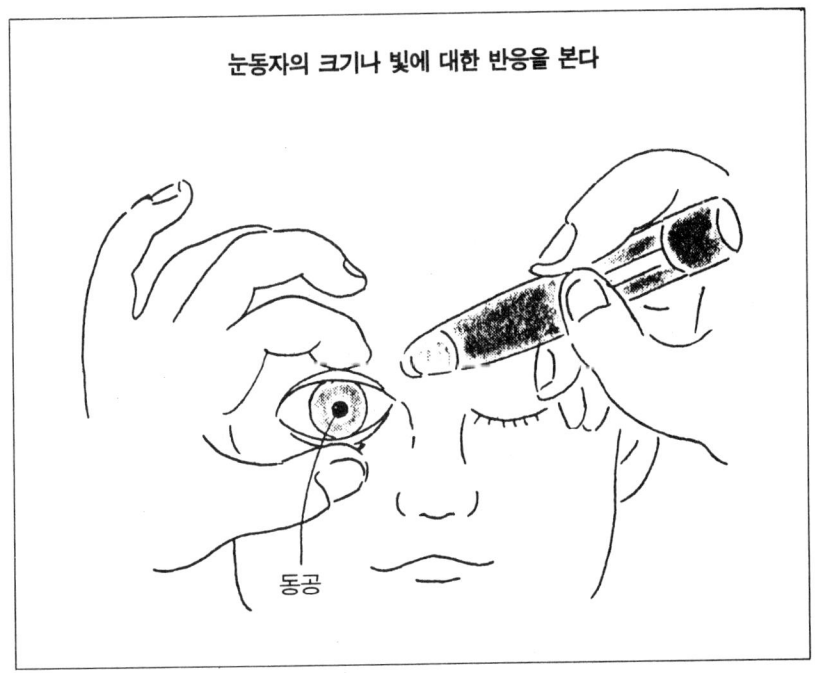

제4장/뇌졸중이라 밝혀지면 151

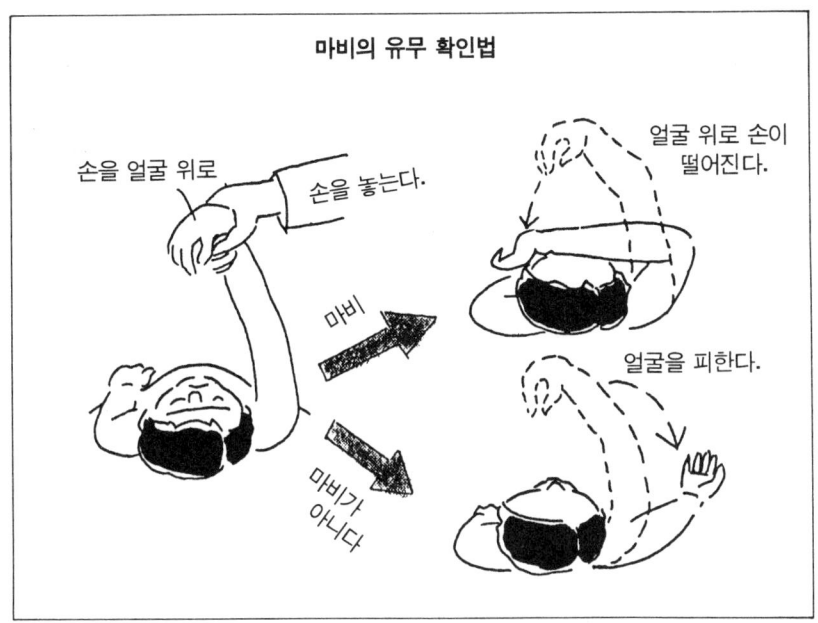

□ 마비의 유무를 발견했으면

눈동자를 보는 일은 환자의 의식이 있건 없건 가능하지만 의식이 없는 경우에 마비가 있는지 없는지, 있다고 하면 어느쪽에 있는지를 조사하는 것은 어떻게 하면 좋을까요?

의식이 없는 환자는 아무리 명령해도 스스로는 손발을 움직일 수 없습니다. 그럴 때는 그림과 같이 누워 있는 환자의 손을 환자의 얼굴 위에 가지고 와 거기서 떨어뜨리면 마비가 있는 측의 손은 '픽'하고 얼굴 위로 그대로 떨어집니다만 마비가 없으면 손은 얼굴을 피해 잘 옆에 떨어집니다.

또 환자의 손발을 꼬집어 아픔을 줄 때, 싫어서 피할지 어떻게 할지로도 고통의 감각이 없어진 것인지 아닌지와 손발에 마비가 있는지 없는지를 알 수 있습니다. 그러나 이렇게 몇번이나 반복하면 환자가 불쌍한 것

같습니다만······.

　망치와 같은 타건기라 불리는 기구로 손발의 근육의 건 부분을 두드려 그 반응에서부터 병이 있는 쪽을 측정하기도 합니다.

　만약 한편에 마비가 있고 그것이 의식의 저하와 함께 일어나고 있으면 뇌의 병을 생각할 수 있고, 그것이 갑자기 일어났다고 하면 뇌출혈이나 뇌경색의 가능성이 있습니다.

　또 의사가 조용히 환자의 목을 앞으로 구부리거나 할 때에는 지주막하 출혈 등으로 혈액이 머리에서 점점 척수 쪽으로 내려와 목이 뻣뻣해져 있는지 없는지를 보고 있는 것입니다.

　의사가 도착하고 나서 또는 환자가 병원에 옮겨져 10분 정도까지는 여기까지의 체크를 완료해 주십시오.

　여기까지 끝나고 나면 특히 설비가 있는 병원에서는 CT스캔이라 불리는 검사 등을 실시할 수 있게 됩니다. 그러한 설비가 없는 경우는 의사는 이상의 체크만의 시점으로 병명을 추측해 치료를 하게 됩니다.

CT스캔으로 무엇을 알 수 있는가

　현재 우리 나라는 아마 세계에서 가장 먼저 이 CT스캔(컴퓨터 단층 촬영. Computer Tomography)이 보급되어 있는 나라의 하나라고 생각합니다. 1969년에는 영국의 컴퓨터 학자가 뢴트겐 촬영 장치와 컴퓨터를 조합해 뇌의 횡단면을 선명하게 빛으로 물건을 비춰보는 것에 성공했습니다.

　다음 사진은 그 장치입니다. 그리고 그 아래 그림은 그때의 뇌의 단면도로 절단 방법의 하나를 나타내고 있습니다. 또 이 장치에 의해 비춰진 뇌의 단면을 보여주는 그림도 있습니다. 이 방법으로 살아 있는 사람의

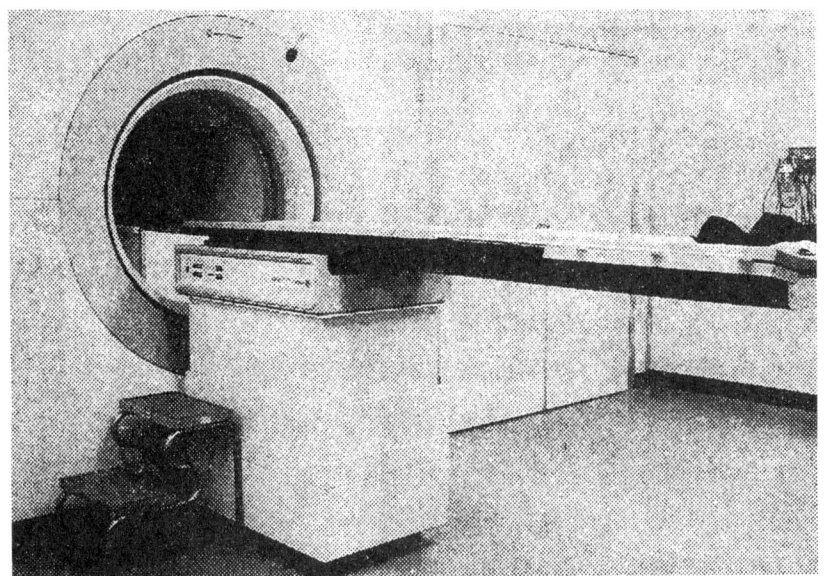

CT장치

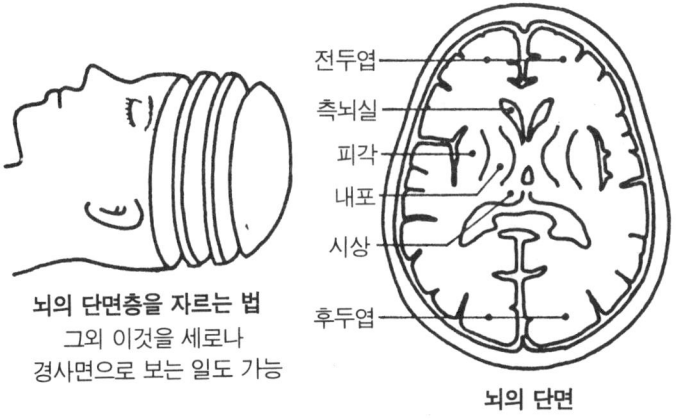

뇌의 단면층을 자르는 법
그외 이것을 세로나
경사면으로 보는 일도 가능

뇌의 단면

뇌를 마치 실제로 자른 듯이 조사할 수 있게 되었습니다. 이 CT스캔 개발로 지금까지의 뢴트겐 촬영으로는 전혀 알 수 없었던 단단한 뼈에 둘러싸인 뇌 속의 변화를 환자에게 어떤 고통을 주지 않고도 어느 정도 알 수 있게 되었습니다.

이 검사의 가장 커다란 특징은 뇌 속의 출혈과 혈관이 막혀 일어나는 경색화를 확실히 구별해 비출 수 있다는 것입니다. 출혈이 일어나고 아직 2~3주일 이내에는 출혈 부분이 새하얀 병소로, 경색 부분이나 병변 주위의 뇌부종(부종)의 부분은 검은 상으로 나타납니다.

단지 출혈한 경우는 곧 CT 화면상에 병변이 나타납니다만 경색인 경우는 24시간 정도는 CT상에 병변이 나타나지 않는 일도 있습니다.

이 검사를 하면 뇌종양도 구별할 수 있고, 그 밖의 뇌 속의 여러 가지 변화를 아는 일도 가능합니다.

무엇보다도 좋은 것은 이미 서술한 바과 같이 환자에게 아무 고통도 주지 않는다는 것과 의식이 없어도 가능하다는 것입니다. 반복해서 검사

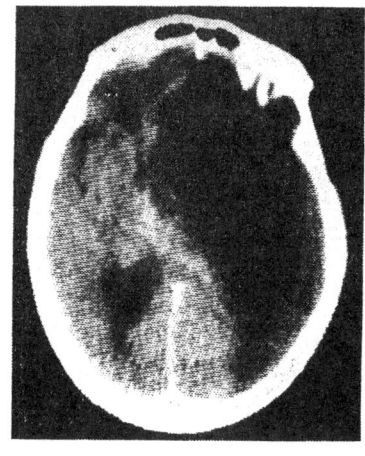

뇌경색의 CT상(중증)
오른쪽 반구의 검은 부분이 경색과 부종

할 수 있으므로 병의 진전 상태나 좋지 않게 되는 경과를 쫓는 일도 할 수 있습니다.

검사는 기계의 종류나 조사하는 몸의 부위, 약 등을 주사해 그 전부를 조사하던지 따위에 의해 다릅니다만 보통 30분 전후로 끝납니다. 오전 검사라면 아침밥을, 오후 검사라면 점심을 먹지 않고 실시합니다. 특별한 준비는 필요없습니다만 머리에는 핀 등의 금속류의 장식품은 하지 않아야 합니다.

조영제를 주사해 검사를 할 경우는 미리 소량의 조영제를 주사한 뒤에 환자가 그 약에 대해 특별히 이상한 반응(알레르기)를 갖지 않은 것을 확실히 보고나서 실시합니다.

앞 페이지의 사진은 뇌경색인 사람의 CT입니다. 사진에서 검게 뚫려 보이는 우반구 부분이 경색과 그 주변의 부종이라는 것입니다. 이것은 큰 뇌경색의 예입니다.

CT외에 필요한 검사는

뇌졸중인 환자는 심장에도 병이 있는 일이 있습니다. 또 폐렴 등을 일으키는 일도 있습니다. 의사가 필요하다고 생각하면 심전도나 가슴 뢴트겐 사진을 찍는 수도 있겠죠.

그 외 혈액 속의 당분, 위장이나 간장 등의 기능 검사를 하는 일도 있겠고, 콜레스테롤이나 중성 지방, 요소 등도 조사합니다. 빈혈이나 거꾸로 피가 너무 짙을지 어떨지 등도 조사하게 되겠죠.

또 안저(眼底) 검사를 행하는 일도 있습니다. 안저 검사에서는 눈 속의 망막 상태를 볼 수가 있습니다. 눈 속의 혈관은 직접 뇌속의 혈관과 이어져 있으므로 그것을 통하여 어느 정도 뇌 속의 혈관의 동맥경화의 상태

등을 알 수 있습니다.

혈관 촬영은 어느 때 하는가?

CT가 도입되기 전에는 뇌의 혈관 촬영이 뇌졸중 검사에 자주 이용되었습니다.

이것은 혈관 속의 뢴트겐으로 비추는 약물(조영제)를 주입해 혈관의 동맥경화의 정도가 막혀 있는지 어떤지 출혈의 덩어리에 의해 다른 혈관이 압박받고 있지 않은지, 지주막하 출혈의 원인이 되는 동맥류나 혈관기형은 없는지 등을 조사하고 검사합니다.

CT가 어느 정도 진보해도 수술을 전제로 하기 때문에 지주막하 출혈의 원인을 찾거나 일부의 혈관이 막혀 다른 길(바이패스)를 통해 혈액이 흐르고 있는지 어떤지를 자세히 조사하기 위해서는 역시 혈관 촬영이 필요합니다. 그리고 혈관이 동맥경화로 가늘어졌을 때와 아직 완전히 막혀 있지 않았을 때 등에도 유용한 검사입니다.

검사는 어깨나 목의 동맥에 직접 바늘을 찌르거나 넓적다리가 붙은 곳의 동맥(대퇴동맥)에서 관(管)을 넣어 조영제를 주입해 실시되기 때문에 검사하는 의사의 특수 기술도 필요합니다. CT와 비교하면 침습(고통)이 상당히 큰 검사이고 조영제에 대해 알레르기가 있는 사람도 있으므로 누구에게나 실시할 수 있는 검사는 아닙니다만 이 혈관 조영에 의해 병의 상태를 자세히 아는 일이 많으므로 의사로부터 그 검사가 필요하다고 의사 표시가 있을 때는 무서워하지 말고 검사를 받으십시오.

거꾸로 이 검사가 필요해도 너무 고령이거나 다른 이유로 의사가 의도적으로 이 검사를 실시하지 않는 경우도 있습니다.

최근에는 조영제를 동맥에 넣지는 않고 정맥에 넣어 컴퓨터 처리로

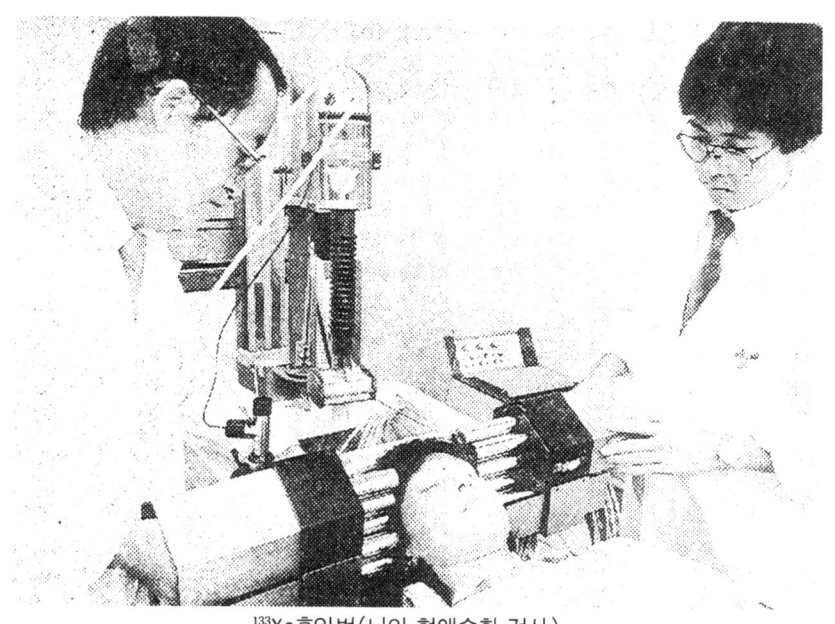
^{133}Xe흡입법(뇌의 혈액순환 검사)

혈관의 상을 얻으려고 하는 시도도 있습니다. 또 다음에 말하는 MRI라는 장치를 사용해 혈관을 찍어내는 시도도 있습니다. 그 중에 뇌혈관 촬영은 더욱 쉬운 검사라고 생각합니다.

뇌혈류나 대사를 조사하는 검사

뇌의 혈관 촬영은 혈관이 막히기 시작했는지 완전히 막혀 있는지 핏덩어리나 종양이 있는지 동맥류나 뇌동정맥 기형이 있는지 등을 발견하기에는 좋은 방법입니다.

그러나 뇌의 기능(활동)이나 대사의 상태를 보기에는 그다지 적합하지 않습니다. CT검사도 기능이나 혈액 순환(뇌혈류)의 상태까지는 알 수 없습니다. 이렇게 뇌 검사는 한 가지 검사만으로 모두를 알 수 없습니다.

인간의 뇌혈류를 측정해 뇌졸중 진단이나 치료에 도움이 되게 하는 시도는 이미 40년 이상이나 전부터 행해져 왔습니다. 마취에도 쓰이는 아산화질소가스나 방사성 물질을 공기에 섞어 환자에게 들이마시게 해 목의 정맥에서 지속적으로 혈액을 취해 뇌에서 밀려내려오는 속도를 가늠해 뇌의 혈류를 조사하고 있습니다.

최근에는 아이소토프(방사성 동위 원소)를 마시게 하거나 정맥에 주사하거나 해서 그것을 머리 밖에서 체크해 뇌혈류나 대사를 아는 방법이 행해지고 있습니다.

^{133}Xe 흡입법, ^{133}Xe 정주법 등이 이것입니다만, CT 혹은 MRI 영상과 비교하면서 검토할 수 있는 SPECT, 뇌의 산소나 당대사의 영상도 알 수 있는 PET 등, 여러 가지 방법이 있습니다.

뇌혈류나 뇌의 산소나 당분의 사용되는 법을 조사하면 환자의 앞으로의 상태를 잘 측정할 수 있거나 뇌의 기능이 어느 정도 좋은가 상상할 수 있거나 때로는 수술의 적부를 결정하는 것에도 도움이 됩니다. 앞 페이지 사진은 Xe 흡입법, Xe 정주법의 기계입니다. 이것도 환자에게 강한 고통을 주지 않고 할 수 있는 검사의 하나입니다.

최근의 진보 MRI(핵자기 공명 영상)

최근 눈에 띄게 보급되고 있는 것이 이 MRI입니다. 이 방법은 옛부터 이학, 공학, 생물학 등 폭넓은 분야에서 응용되고 있는 물리 현상을 이용한 것입니다.

핵자기 공명(共鳴)이란 말은 핵이라는 단어 때문에 무언가 아이소토프 (방사선)을 연상하기 쉽지만 그것과는 아무 관계도 없습니다. 머릿글자를 따서 NMR이라고도 부릅니다만 최근에는 핵이라는 말을 꺼려 MRI(

Magnetic Resonance Imaging의 약)이라 불리고 있습니다.

　이 검사는 특히 뇌경색 진단에 유익합니다. CT에 비춰지지 않는 작은 경색이나, CT로 찍기 힘든 장소의 경색을 발견하기에는 현재 가장 훌륭한 방법이라 말할 수 있습니다.

　검사 방법은 환자에게 다음 페이지의 사진과 같은 기계 속에 들어가게 합니다. 이것은 커다란 자석 같은 것이라 생각해도 좋습니다. 이것을 사용해 생체 속에 많이 있는 수소 원자핵의 밀도나 그 움직임, 방출되는 에너지나 주위와의 화학 결합의 차이 따위를 체크해 그것을 영상으로 바꾸어 만드는 것입니다.

　이 방법의 결점은 검사에 조금 시간이 걸리는(1시간 이상 걸립니다) 것과 그동안 환자는 전혀 움직이면 안 되는 것, 커다란 소음이 검사중에 나는 점입니다. 그러나 이런 결점은 모두 개량된 것이라 생각합니다.

　162 페이지의 사진을 봐 주십시오. 이것이 MRI상입니다. 앞에 서술했던 CT보다도 더욱 정밀한 뇌의 구조를 볼 수 있습니다.

　162 페이지의 사진은 뇌경색을 일으켜 아직 2~3시간 밖에 지나지 않은 환자입니다. CT에서는 아직 병변을 알 수 없습니다만 MRI에서는 이미 병변이 나타나고 있습니다.

　이 기계의 결점은 보급되어 있는 현재도 상당히 값이 비싸다는 것과 앞에서 서술했듯이 CT보다는 검사 시간이 걸리는 점, 소음이 상당한 점 등입니다. 또 폐소 공포증인 사람은 이 기계가 골칫거리입니다.

　그 외에 자석의 원리를 사용한 것으로 지금까지 수술 등을 받고 체내에 금속류가 들어 있는 사람(예를 들면 심장 페이스 메이커가 들어 있는, 골절 치료를 뼈에 금속이 들어있는 등) 따위는 검사를 할 수 없습니다. 위험하므로 이러한 경우에는 환자나 가족분들에게 의사 표시를 해 주십시오.

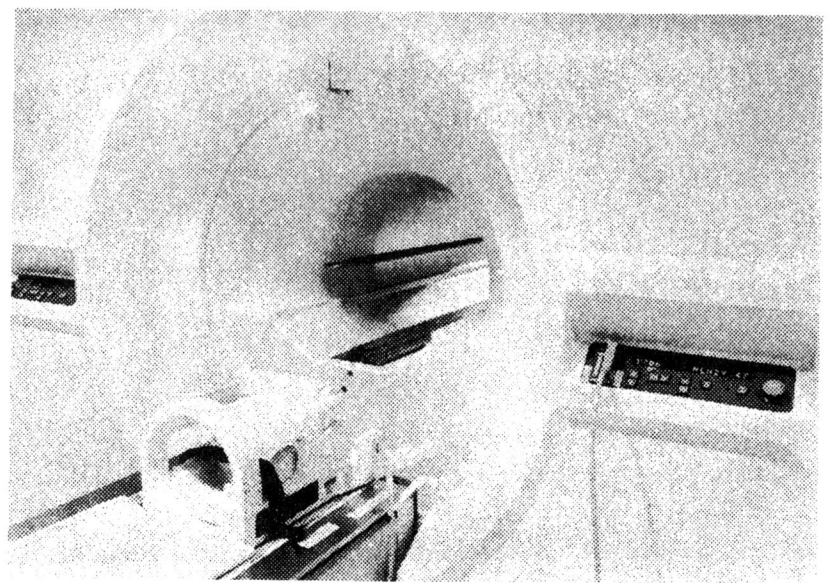

MRI 장치

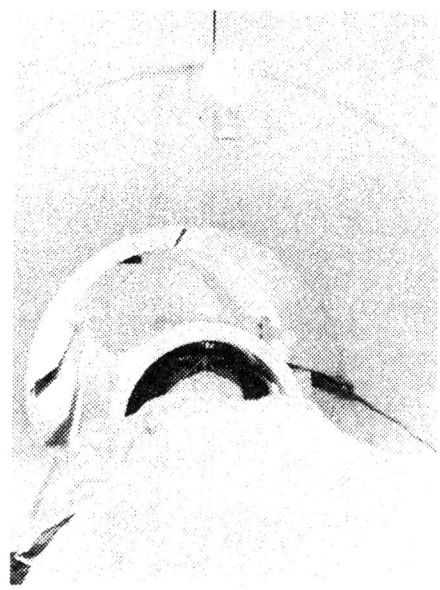

MRI 검사중

뇌파나 수액 검사는 시기 늦음?

이전에는 뇌파 검사도 뇌졸중의 검사의 하나로써 중요시되고 있었습니다만 최근은 그다지 사용되지 않습니다. 단지 경련이 있는 뇌졸중인 환자나 원인 불명인 실신 발작이 있을 때는 유용한 검사입니다.

수액 검사는 등에서 바늘을 찔러 뇌에서 내려오는 수액을 조사하는 검사입니다. 특히 지주막하 출혈은 수액에 혈액이 섞여 있기 때문에 진단할 수 있는 이점이 있습니다.

그러나 최근에는 CT를 찍으면 지주막하 출혈도 곧 진단할 수 있게 되었습니다. CT를 찍을 수 없는 상황에서 지주막하 출혈이나 수막염이 의심이 날 때는 이 수액 검사를 실시하게 됩니다. 수막염에서는 CT에서 아무 이상도 없는 것이 많기 때문에 이 검사가 필요합니다.

지능 검사도 때로는 필요

의식이 없는 경우는 다릅니다만 의식이 있고 실어(失語)도 없을 때라던가 또는 뇌졸중의 후유증으로 다소 지각이 둔한 것이 눈에 띨 때에는 간단한 지능 테스트를 이용합니다.

현재 일상적인 진찰에 자주 사용되는 것으로 하세가와식(式) 노인 치매 진단 스케일이나 미니 멘탈 시험이 있습니다. 하세가와식은 일본에서, 미니 멘탈 테스트는 영어권에서 널리 이용되고 있습니다만 이것만으로 치매의 모두를 체크할 수는 없습니다. 그러나 간단한 검사이므로 자주 실시됩니다. 확실히 치매가 있으면 더욱 자세히 검사를 실시합니다. 최근에는 개인 컴퓨터를 사용해 미로를 만들어 그것을 이용해 치매의 정도를 조사하고 있는 곳도 있다고 합니다.

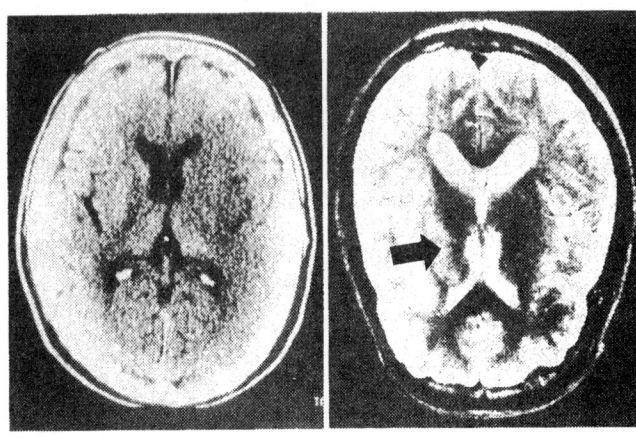

발병 3시간후(CT)   발병 3시간 후(MRI)

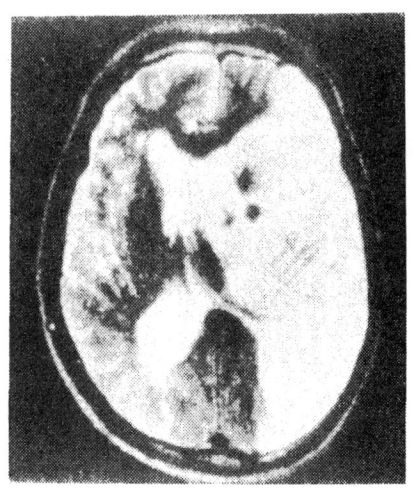

발병 5일 후(MRI)

검사에 대한 환자와 가족의 마음의 준비

뇌졸중이 일어나고 나서 특히 2~3주간을 몸속에서 여러 가지 일이 일어납니다. 폐렴이나 방광염, 패혈증도 일어나기 쉽고 고령자로서는 탈수라고 해 혈액이 농축된 상태가 되는 일도 있습니다.

또 심장이나 간장, 위장도 약해지고 지금까지 그 환자가 가지고 있었지만 증상이 없었던 정도가 가벼웠던 다른 병이 마치 세력을 회복시킨 듯이 눈에 띄게 나타나는 일도 있습니다.

병만이 아니라 환자에게서도 여러 가지의 불만 사항도 나옵니다. 저렇게 검사만 하지 않아도 라던지 거꾸로 검사도 전연 해주지 않는다라던지 좀더 설명을 주면 좋은데라던지……. 그러한 때는 염려말고 검사의 이유나 검사를 하지 않는 이유 등 걱정되는 것을 적극적으로 질문해 주십시오. 충분히 납득하고 주치의를 믿고 검사를 받는 일이 치료의 첫걸음이기 때문입니다.

□ **미니 멘탈 시험**

목표 지식 : 오늘은 언제입니까?(년·계절·몇 시경·일·월)
여기는 어디입니까?(현·시·시의 어느 쪽·병원·병동)

기명 : 세 가지 말을 기억시킨다. 하나에 1초씩 말한다. 세 가지 말을 한 후에 그것이 무엇이었나를 물어 본다. 모두 기억할 때까지 반복해 횟수를 기록한다.

주의와 계산 : 100-7 그 답에서 또 7을 뺀다. 이것을 5회 정도까지 반복한다.

재생 : 먼저 반복한 세 가지의 말을 묻는다.

언어 : 연필과 시계를 보이며 그것이 무엇인지를 말하게 한다. 복창

'티끌 모아 태산' 3단계의 명령 '큰 편인 종이를 갖고, 반으로 접어 마루에 놓는다' '눈을 감는다' 이것을 읽혀 그대로 시킨다. 도형의 묘사

□ **하세가와식 노인 치매 진단 스케일**
1. 오늘은 몇 월 며칠인가? (또는) 무슨 요일인가?
2. 여기는 어디인가?
3. 연령은?
4. 최근에 일어난 사건부터 얼마나 지났나? (또는) 언제 경인가?
5. 출생지는?
6. 한국 전쟁이 종료된 해는? (또는) 휴전된 때는?
7. 1년은 며칠인가? (또는) 1시간은 몇 분인가?
8. 현 우리 나라 대통령의 이름은?
9. 100에서 순서대로 7을 빼면?(100−7=93, 93−7=86)
10. 숫자의 역창(6−8−2, 3−5−2−9 등)
11. 다섯 개의 물건의 기명(記銘;예를 들면 칫솔, 장미, 칼, 숟가락, 빗)

뇌졸중은 이렇게 치료되고 있다

현재, 뇌졸중인 환자에게 주로 어떤 치료가 행해지고 있는지 여기에서 설명하겠습니다. 그러나 뇌졸중 치료는 그 원인, 합병증의 유무, 중증도,

병의 시기, 그 외 많은 요인에 의해 갖가지이고 상당히 틀립니다. 각각의 병의 항목에서도 치료법으로 언급했기 때문에 다소 중복하는 점도 있습니다만 여기에서는 어디까지나 일반론으로 이야기를 진행하겠습니다.

긴급 처치로써 행해지는 것

□먼저 기도의 확보부터

중증인 환자에게는 전신 상태의 체크를 하고, 호흡이 괴로운 듯하면 에어 웨이라는 관을 사용해 호흡을 하기 쉽도록 합니다. 때로는 기관 절개라고 해서 거기에서 호흡할 수 있도록 하는 방법도 취해집니다.

이것에 의해 간호도 하기 쉽게 되고, 구명을 위해서도 상당히 유효한 방법이므로 의사에게 기관 절개를 권고받으면 가족분들은 될 수 있는 한 거기에 따라 주십시오.

□혈압은 너무 높아도, 너무 낮아도 위험

뇌출혈에서도 뇌경색에서도 혈압이 지나치게 내려가면 뇌에 혈액이 가지 않기 때문에 혈압이 너무 낮을 때는 곧 치료를 합니다.

고혈압인 경우는 조금 귀찮습니다. 왜냐하면 뇌출혈이 고려될 때는 출혈이 점점 심해지면 곤란하므로 혈압을 다소 내리는 편이 좋습니다만, 뇌경색이 고려될 때는 원칙적으로 혈압을 내리지 않습니다. 그것은 혈액의 순환이 점점 나빠지기 때문입니다.

그러나 심장병 등 합병증으로 혈압이 높다고 심장이 나쁘게 되어 버리는 듯한 때는 강압제를 사용해 치료합니다.

어떤 경우에도 그 환자의 보통 혈압이 어느 정도였는지가 치료의 목표가 됩니다. 40세를 넘으면 자신의 보통 혈압이 어느 정도인지를 알아

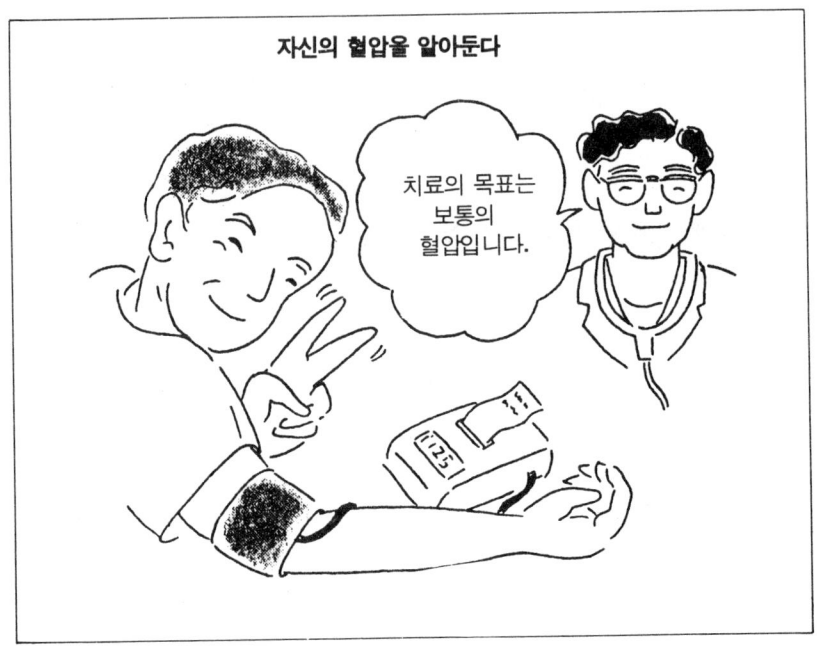

둘 것. 가능하면 가족에게도 전해 줄 정도의 주의깊음이 필요합니다.

□소변이 나오지 않게 될 때는

의식이 없으면 소변이 저절로 배출되지 않게 됩니다. 방광에 소변이 모이면 환자는 괴롭게 손발을 조금 움직이거나 부풀은 방광에서 복부의 혈관이 압박되어 혈압이 오르는 일도 있습니다.

이럴 때는 역시 의사나 간호사에 의해 카테르를 사용해 소변을 볼 수 있도록 도와주지 않으면 안 됩니다. 이러한 일도 있으므로 뇌졸중은 입원 치료가 바람직합니다.

□열이 나면

방광염이나 폐렴을 일으키고 있을지도 모릅니다. 그리고 패혈증의 가능성도 있습니다. 열이 나면 그런 가능성도 고려해 항생 물질 등이 투여됩니다.

□뇌부종을 없애기 위해

뇌출혈에서도 뇌경색에서도 병변의 가장 중간의 강한 장애를 받아 버린 조직은 어떤 치료를 해도 좋아지지 않는 일이 많습니다. 그러나 그것만으로 생명을 잃게 되는 일은 거의 없습니다. 오히려 두려운 것은 출혈이라 경색의 주위에 생기는 뇌부종이라 일컬어지는 뇌의 혹입니다. 이것이 뇌의 용적을 팽창시켜 호흡이나 심장을 움직이고 있는 뇌의 중요한 부분을 압박하면 환자의 상태는 급변하는 것입니다. 때문에 의사는 뇌부종을 예방하거나 가벼운 치료를 적극적으로 실시합니다.

현재의 급성기 내과적 약물 요법의 주안은 이 뇌부종 대책으로 향해지고 있다 해도 좋겠죠. 거기에는 몇 개인가의 약제가 주로 점적으로 사용되고 있습니다만 이 치료법을 2~3주간 계속할 필요가 있는 일도 있습니다.

□기타 긴급 치료

외과적 치료는 나중에 서술하겠습니다만 그 밖의 요법으로써는 경련이나 불온 상태(난폭해지거나 소란해 지는 등)가 있을 때는 항경련약이나 진정제가 사용됩니다. 뇌경색의 조기에는 혈전을 용해시키는 시도도 행해지고 있습니다만 이 요법은 아직 검토할 여지가 있는 듯합니다.

내과적 치료(약물 요법)

□급성기 약물 요법

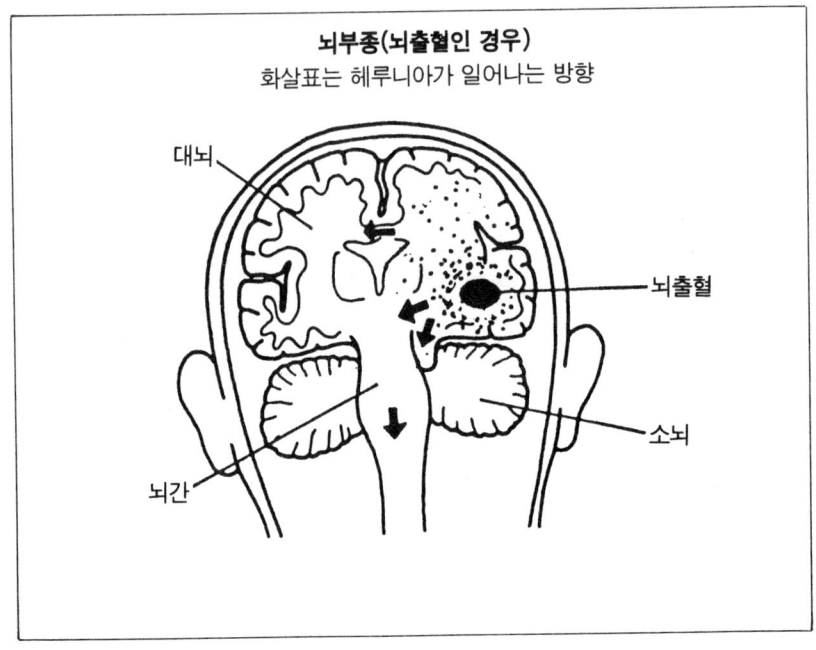

뇌부종(뇌출혈인 경우)
화살표는 헤루니아가 일어나는 방향

발작 후 3~7일 지나면 뇌졸중 그 자체 증상은 다소 정착합니다. 의식 장애가 아직 계속되고 있으면 영양·물 등의 보급도 생각하지 않으면 안 되고, 감염 예방·배설 등에는 특히 신경을 쓰지 않으면 안 됩니다. 위장관에서 출혈을 일으키는 일이 있는 것도 이 시기입니다.

뇌부종에 대한 치료는 일반적으로 계속되고 혈압의 컨트롤도 필요합니다. 의사는 환자의 상태를 관찰하면서 이상과 같은 것에 주의하고 치료를 해야 합니다.

의식 상태가 좋아지면 적극적으로 식사를 하도록 하고 뇌의 대사를 좋게 하는 약물(뇌대사 개선약)의 복용이나 리허빌리테이션에 들어갈 준비를 시작합니다.

의식 장애가 있거나 손발의 마비가 있어서 자신의 몸을 자유롭게 움직일 수 없다면 욕창이 생기기 쉽습니다. 여러번 체위를 바꾸거나 또는 에어 매트라 불리는 특수한 매트를 사용해 예방하도록 합시다.

□ 만성기에 들어가고 나서의 약물 요법

발작 후 약 1개월까지는 급성기라 생각하면 좋습니다. 급성기는 지주막하 출혈은 예외로 하고 내과적 요법은 뇌경색으로도 뇌출혈에서도 그만큼 차이는 없습니다.

뇌경색에서는 그다지 혈압을 내리지 않고 때로 혈전이나 색전을 녹이는 치료법(혈전 용해약)이 행해지는 경우가 있는 따위가 급성기 치료의 차이겠지만 발작 후 1개월 정도 지나서면 출혈과 경색에서는 치료법이 달라져 옵니다.

□ 뇌 순환 개선제

종래에는 급성기에서도 만성기에서도 뇌의 혈액 순환을 좋게 하기 위해 뇌의 혈관을 넓히거나(뇌혈관 확장약) 혈액이 흐르기 쉽게 혈액의 성상을 바꾸거나 뇌의 포도당이나 산소의 대사를 촉진하는 약(뇌대사 개선제)이 자주 사용되어 왔습니다.

최근 이들 약제, 특히 뇌의 혈관을 넓히는 약제는 동시에 혈압을 낮추어 버리거나 뇌와 그다지 관계가 없는 부분의 혈류만이 늘어 효과가 없다는 점에서 급성기에서 특히 중독례에서는 그다지 사용되지 않습니다.

그러나 만성기에는 이들의 약제가 적극적으로 사용되고 자각적인 증상이나 정신적인 증상을 좋게 하거나 일상 생활 범위를 넓히는 것에 도움이 되고 있습니다.

외과적 치료(수술 요법)

수술이 적극적으로 실시되는 것은 동맥류의 파열이 원인인 지주막하 출혈, 혹은 경막하 혈종이라 해서 경막과 지주막 사이에 혈종이 생긴 경우입니다.
　뇌출혈인 경우는 꼭 수술이 필요하다고는 한정되어 있지 않습니다. 피각 출혈이나 소뇌 출혈 혹은 피질하 출혈의 일부에 수술이 행해집니다. 한때 뇌출혈은 수술이 절대로 필요하다던가 수술을 하면 치료된다는 등 잘못된 생각이 퍼져 있었던 적이 있습니다.
　지금도 그러한 생각을 하는 사람이 일부 있는 것 같습니다. 필자의 친구도 뇌출혈로 쓰러졌을 때 친절하다고 말해야 좋을지는 모르지만 쓸데없이 직장 상사가 가족에게 강하게 권해 내외과가 있는 의사를 소개해 무리하게 환자를 옮겼습니다. 그 외과의는 진찰 후 이 상태라면 수술은 해도 안 해도 똑같다고 말하고 필자의 친구인 줄을 알고 결국 필자의

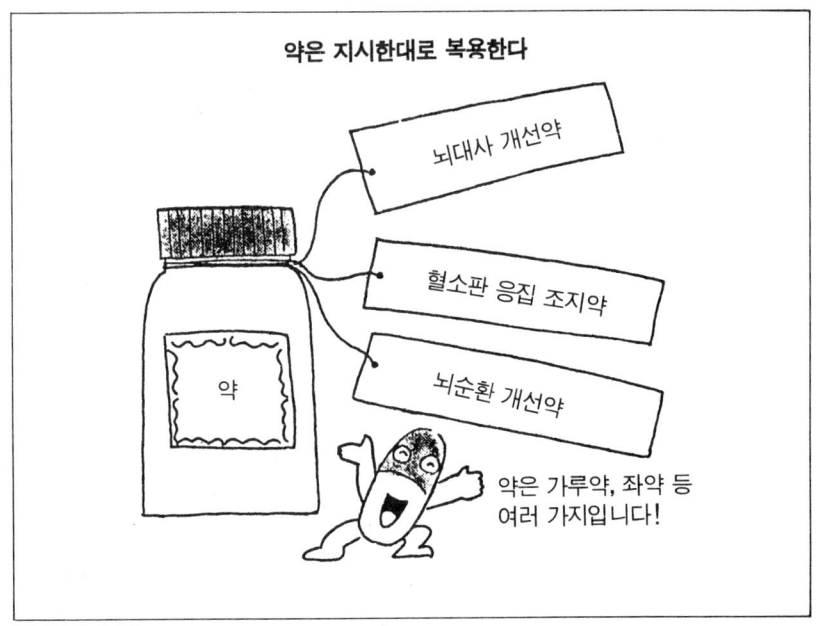

병원으로 보내져 왔습니다. 현재 그 친구는 건강하게 회사의 역할을 계속하고 있습니다.

뇌경색도 수술을 하는 일이 있습니다. 지금은 오히려 뇌출혈보다는 뇌경색에 관한 수술이 주목을 받고 있습니다. 그러나 이 수술도 많은 경우는 지금 있는 증상을 완전히 치료하기 위해 행해지는 것이 아니라 병변 주위의 혈류를 좋게 하거나 혈관의 통로를 좋게 해 증상을 다소 좋게 하거나 재발을 일으키지 않기 위해 실시됩니다.

수술을 요청받아도 의문이나 걱정이 있다면 납득이 갈 때까지 의사에게 잘 묻는 일입니다. 예를 들면 수술을 하면 증상이 어느 정도 좋아지는지 수술을 하지 않으면 어떤 것이 일어날 수 있는지, 내과적 약물 요법만인 경우와 뭔가 다른 수술의 위험도는 어느 정도인가 등 주저없이 묻고 납득하면 확신감을 갖고 수술을 받으십시오.

합병증에 대한 치료

뇌졸중 급성기를 지나 사망하는 위험이 없어져도 다음에 걱정하지 않으면 안 되는 일은 재발과 합병증의 증가, 악화의 출현입니다.

뇌졸중의 합병증에는 뇌졸중 그 자체에 의한 합병증, 간접적인 합병증, 발병전에 있는 합병증이 있고, 또 그 병의 시기에 의해서도 나타나기 쉬운 합병증이 있습니다.

비교적 급성시기에 보여지는 합병증에는 소화관 출혈, 경련, 전해질 이상(혈액의 나트륨이나 칼륨이 낮아지거나 높아지거나 하는 상황), 요붕증(尿崩症), 고혈압, 고혈당, 저혈압, 견수증후군(마비된 쪽의 어깨나 손이 아프다), 탈수나 욕창, 관절구축(관절이 움직이지 않게 된다) 호흡기계나 요로계의 감염, 패혈증 등이 있으며, 각각 치료를 실시합니다. 또 심장이나 위장의 병이 악화되는 일도 있습니다.

만성기에 주의 사항은 고혈압 외에, 당뇨병이 고지혈증, 고뇨산혈증, 다혈증 등의 심근경색, 암, 경련, 치매 등 새롭게 일어나는 합병증이나 우발증입니다.

이들을 예방하기 위해서 몇번씩 반복해 의사에게 보이곤 해도 소용없는 일도 있습니다. 주위 사람은 환자의 사소한 몸의 변화에도 잘 살펴서 반드시 담당의사와 상담하는 것이 필요합니다.

리허빌리테이션은 중요한 치료의 하나

리허빌리테이션은 발병 직후부터

뇌졸중의 리허빌리테이션(이하 리허빌리라고 생략합니다)은 언제 시작하면 좋은가 하고 자주 묻게 됩니다만, 리허빌리는 발병과 동시에 시작한다고 해도 좋겠죠.

왜냐하면 마비된 손발은 내버려 두면 구축(拘縮)이라고 해 관절이 고정되 버려 움직이면 아프고 충분히 관절이 움직이지 않는 상태가 되기 때문입니다. 근육도 유축해 가늘어지고 힘이 약하게 됩니다. 그것만이 아니고 뼈도 유축해 부러지기 쉽게 됩니다.

이러한 상태가 되어 버리면 비록 후에 손발 근력이 회복되더라도 손발은 제대로 움직이지 못합니다. 때문에 의식이 없는 환자라도 지금부터

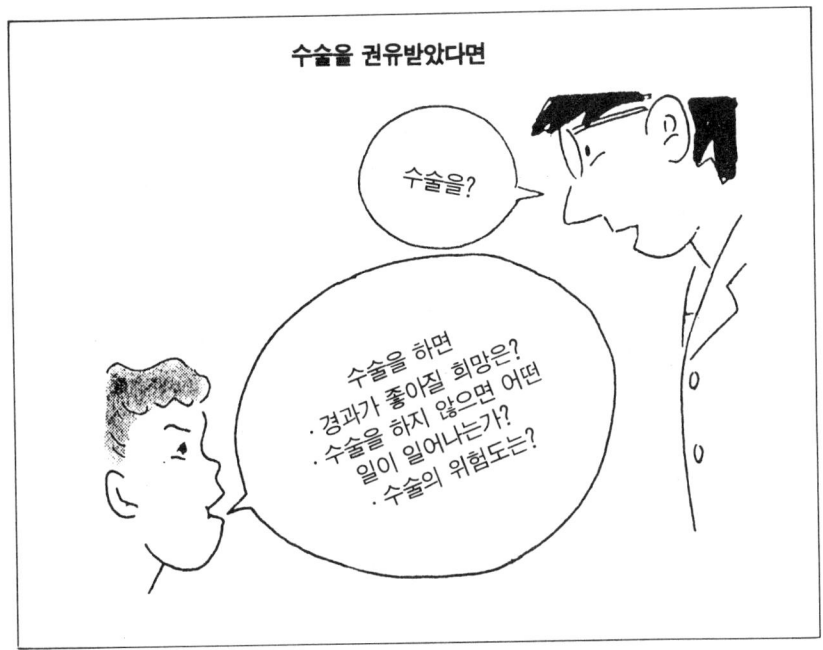

좋아질 때의 일을 생각해서 누워 있는 체위에 신경을 쓰고, 손발의 위치를 바르게 유지하도록 하고, 또 자주 움직여 줄 필요가 있는 것입니다.

리허빌리는 일종의 팀웍에 의해 실시됩니다.

환자를 중심으로 주치의인 내과의, 외과의와 팀 리더인 리허빌리 전문의 외에 간호사, 이학요법사, 작업요법사, 언어사(언어치료사), 심리학사(심리측정원), 장구(裝具)의 전문가 등이 리허빌리에 참여합니다. 가능하면 가족도 이 속에 보태 줄 정도입니다.

리허빌리 전문의는 주치의로부터의 의학적 데이타를 근거로 환자의 연령, 중증도, 발병으로부터의 기간, 심장이나 혈압 상태, 폐 기능이나 그 외 전신 상태를 진찰하고 그 환자의 그 시점에 있어서 가장 적합한 프로그램을 작성해 이학요법사나 언어치료사를 지도하면서 리허빌리를 실시합니다. 또 환자의 하고자 하는 마음이나 발병 전 사회적 지위 등에

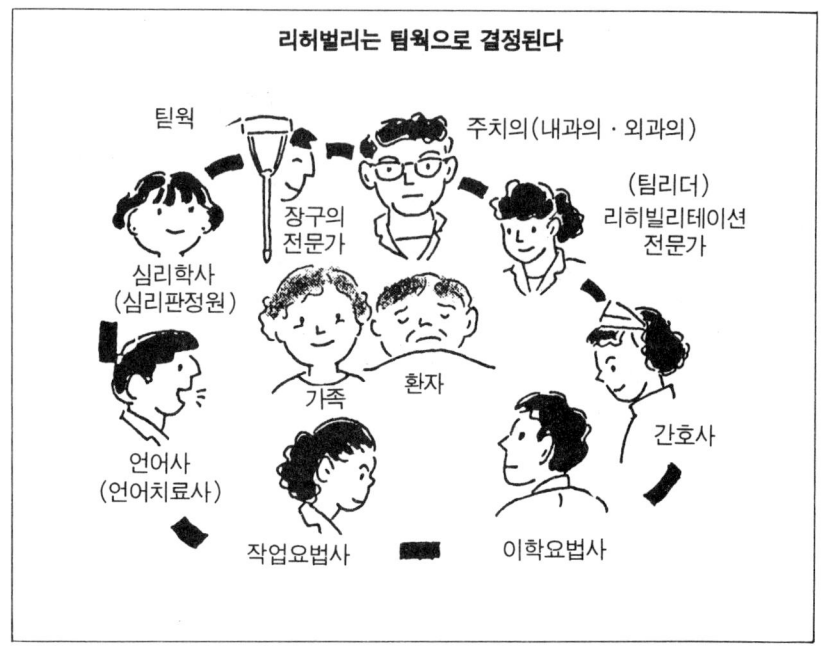

의해서도 프로그램의 짜임을 바꿀 수도 있습니다.

이렇게 해서 만든 프로그램으로 리허빌리를 계속하면서 환자의 상태를 관찰하고 합병증 등이 나타나면 그것에 따라 치료 방침을 변경한다던가 해서 그 시점, 시점에 따라 최선의 리허빌리를 실시하도록 노력하고 있습니다.

가족은 전문의의 지시에 따른다

입원 중에는 주치의만이 아니고 리허빌리 전문의나 간호사 또는 리허빌리요법사 등이 병실에 와서 혹은 환자가 이학요법실에 가서 리허빌리를 받는 것입니다만 방에 돌아와서도 될 수 있는 한 손발을 움직여 달라고 지시하는 경우도 있습니다.

그 때는 가족도 협력해서 옳게 그 방법의 지도를 받아 따라야 합니다. 운동 요법 등을 자세히 그림으로 설명한 책도 시판되고 있습니다만 입원 중에는 가족이 멋대로 하는 것이 아니고 그것들은 어디까지나 옳게 지시를 받은 후의 참고로써 이용하는 정도로 해주는 것입니다. 왜냐하면 어느 정도 바르게 그림으로 설명되어 있다고 해도 이용하는 측이 틀리게 이해하기 때문에 효과가 적어지거나 또 오히려 마이너스가 되는 일조차 있기 때문입니다.

리허빌리는 환자에게 있어서도 결코 쉬운 치료는 아닙니다. 때로는 이를 악물고 받지 않으면 안 되는 일도 있고 마음이 내키지 않을 때도 있을 것입니다. 그런 때 가족은 걱정스런 동정이나 위로하는 말을 건네는 것이 아니라 때로는 꾸짖고 격려하는 일도 필요합니다.

무엇보다 필요한 것은 자기 자신의 노력

가족이나 주위 사람들이 아무리 격려하고 이해를 나타내 주어도 그것만으로는 리허빌리 효과는 오르지 않습니다. 정말 중요한 것은 환자 자신의 '어쨌든 좋아지겠지', '좋아지고 싶다'라는 집념과 노력입니다.

자칫 환자는 소극적이 되고 남에게 동정을 받거나 도움을 받게 되고 안주해 버리는 경향이 있습니다. 리허빌리의 포인트는 꺾이지 않고 훈련을 거듭하는 일입니다. 어제까지 할 수 없었던 일이 오늘은 되었다는 즐거움을 경험한 사람이 아니라면 알 수 없습니다.

손발을 바른 위치로 유지한다

조금전에도 서술했습니다만 손발이 마비된 채로 방치해 두면 바뀐 형태

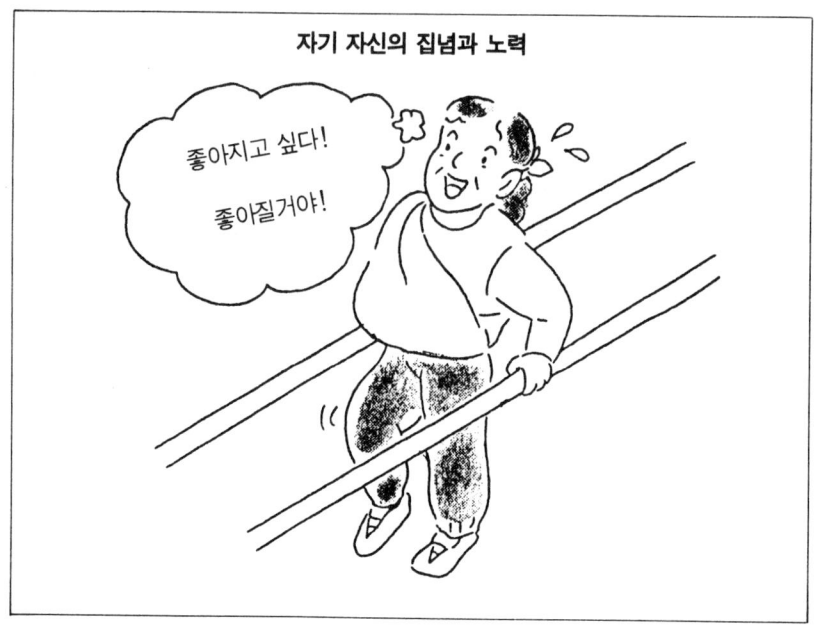

대로 고정돼 버려 손이 굽어지게 되거나 발가락이 처지게 되는 상태(첨족이라 말함)가 되기도 해 비록 의식이 돌아와 전신 상태가 좋아져도 손발이 움직여지지 않고 부자유한 형태가 되어 일상 생활도 제대로 할 수 없게 되기도 합니다.

그러한 일이 일어나지 않도록 의사나 간호사가 양지위(손발의 바른 위치)를 유지하게 하거나 체위 교환을 해 주는 것인데, 대표적인 지위를 다음의 그림으로 표시합니다.

이것은 왼손에 마비가 있는 예입니다만 베개나 큰 타올을 겨드랑이 밑에 넣고 어깨와 손을 그 위에 놓아 손가락을 펴도록 합니다. 또 무릎 아래에 타올을 말아 넣고 마비쪽의 하지를 무릎쯤에서 가볍게 구부립니다. 대퇴부가 바깥으로 쓰러지면 모래 주머니 같은 무거운 것을 바깥쪽에 맞춰 두게 합니다.

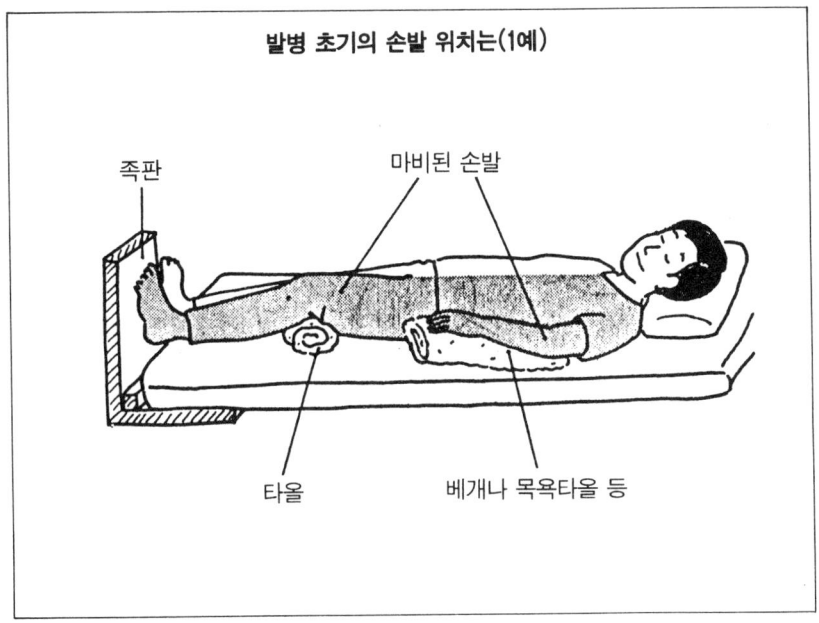

발끝도 마비되어 있을 때는 발끝이 처져 첨족이 되지 않도록 족판이나 단단한 베개 등을 닿게 합니다. 요즈음에는 첨족 방지용의 기구도 사용합니다.

또 옆으로 누울 때는 마비된 쪽을 길게 아래로 하고 있으면 욕창이라 해서 압박된 피부 부분이 빨갛게 되거나 심하게 되면 껍질이 벗겨지거나 궤창이 되어 감염되기 쉬운 상태가 발생하기 쉽습니다. 그래서 될 수 있는 한 건강한 측을 아래로 해야 합니다. 단지, 마비가 있으면 언제나 이 자세가 좋다고는 할 수 없습니다.

어쨌든 전문가의 지시에 따르는 것이 가장 좋으므로 가족이 함께 하는 경우도 지도를 잘 받아 그대로 해야 합니다.

체위 교환이나 타동 운동(他動連動)은 충실하게

체위 교환이란 몸의 방향을 바꾸는 일입니다. 장시간 같은 자세로 누워 있으면 특히 몸의 뼈가 앙상한 부분에 걸쳐져 그 부분의 혈액의 흐름이 나빠지고 욕창이 생기기 쉽습니다. 혈액의 흐름이 나빠지면 그 부분에 영양이 가지 않게 되고 점점 헐어서 상처를 만들고 감염을 일으키거나 하는 것입니다.

의식이 아직 확실히 돌아오지 않아도 의사의 허락이 있으면 욕창이나 감염 예방을 위해도 몸의 방향을 2~3시간에 한번은 바꾸어 주도록 하는 것이 필요합니다. 그러나 시작 시점에서는 모두 간호사에게 맡기는 것이 무난하고 그 방법을 보고나 듣거나 해서 병상이 안정되면 가족도 도와 주면 좋겠죠.

또 관절이 굳어져 움직이는 범위가 제한되지 않도록 특히 마비가 있는 관절을 천천히 아프지 않은 범위에서 하루 몇번 움직이는 일도 병초기부

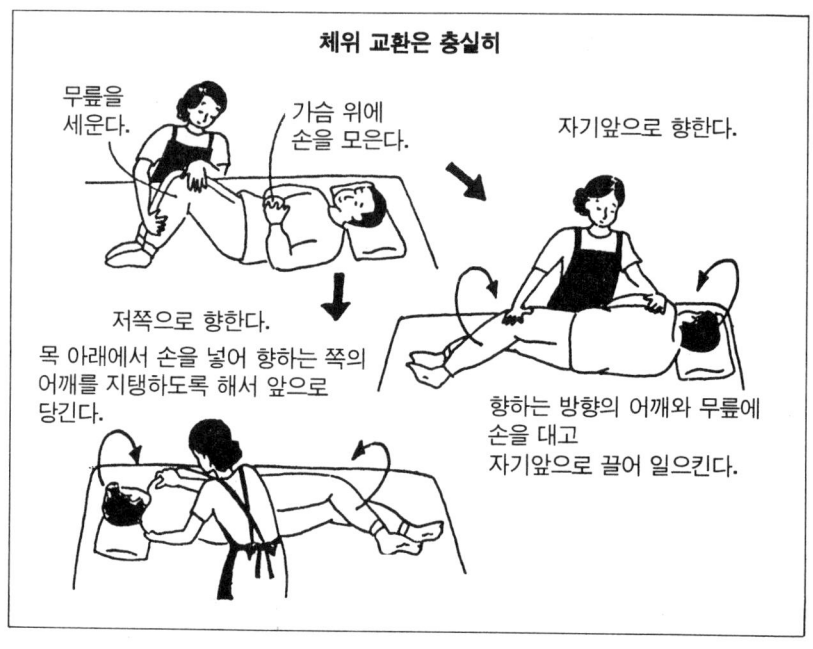

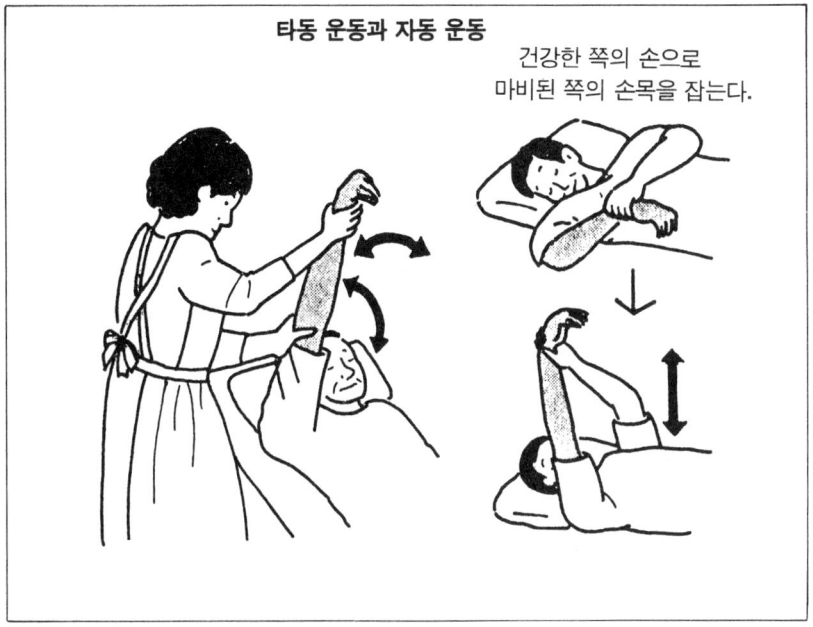

터 상태가 허락하면 시작하는 일이 있습니다.

자신이 완전히 움직이지 못하는 경우는 타동 운동이라 해서 타인의 도움을 받지만 의식이 정상으로 스스로 움직일 수 있으면 환자 자신이 괜찮은 쪽의 손으로 마비된 손을 들어 움직여도 좋습니다.

더욱 병상이 안정되면

상반신을 일으키는 훈련을 시작합니다. 이것은 허리부터 위의 근육을 사용하는 일로도 되고 등뼈에도 자극을 줍니다. 또 심장이나 폐의 기능 회복으로도 됩니다. 가벼운 뇌졸중에서는 발병 후 1주일 정도부터 조금 무거운 경우라면 2주일 정도 지나고 나서 시작하는 일이 많습니다.

각도를 자유롭게 조절할 수 있는 베드라면 처음에는 30도 정도 일으키고 또는 등받이나 담요를 이용해 30도 정도의 각도가 되도록 해 상반신을 기대게 합니다.

하루 십 분 정도 실시해도 현기증이나 혈압이 내려가는 등의 이상이 없으면 그 횟수를 늘리고, 각도도 점점 올리고, 일어나 앉아 있는 시간도 늘려 갑니다.

등을 무언가에 기대지 않고서도 앉은 자세를 취하도록 몸의 균형이 잡히게 되면 이번에는 세워 균형을 취하는 연습 따위도 시작합니다. 또 휠체어로 때로는 밖으로 나가 보는 것도 좋은 일입니다.

이쯤부터 전문가의 지도를 받아서 샌드페이퍼를 사용해 갈거나, 철사이음이나 구슬치기 콩을 하나씩 줍는 연습 등 손의 기능 훈련(작업 요법)을 시작하면 됩니다.

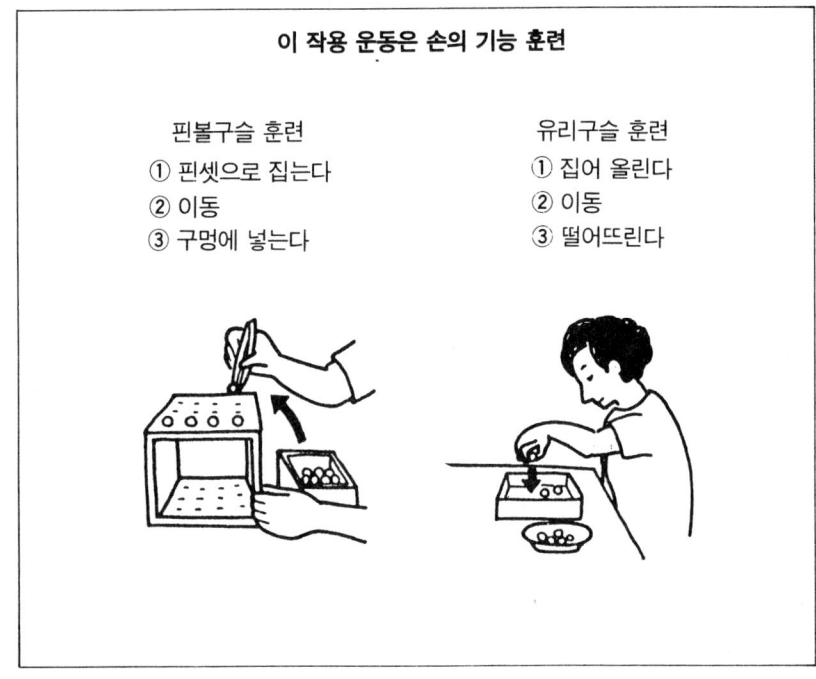

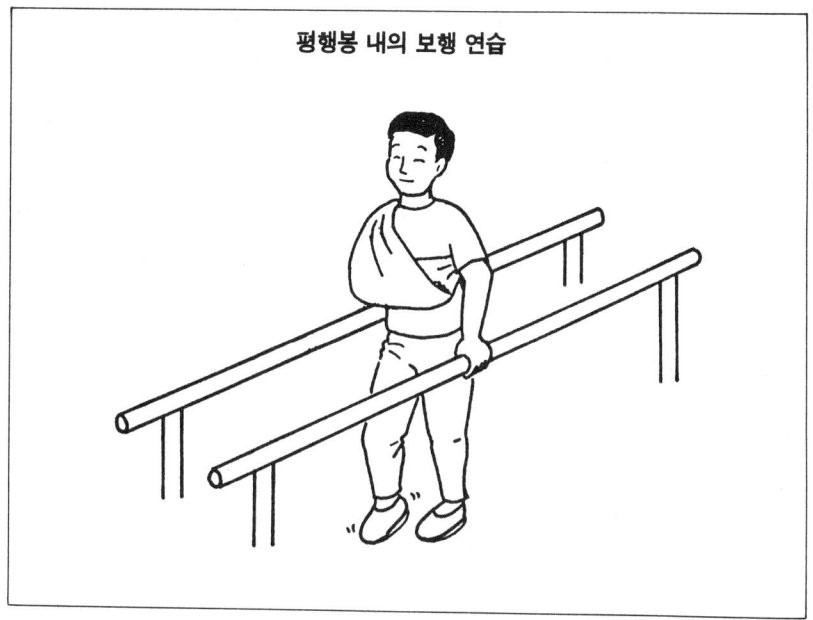

평행봉 내의 보행 연습

보행 훈련은

  30분 정도 앉아 있을 수 있게 되면 위의 그림처럼 평행봉 내의 선 자세 균형을 취할 수 있게 되면 평행봉 내의 보행으로 옮깁니다. 보행 연습까지 오면 환자 자신도 하고자 하는 마음을 먹는 일이 많습니다.

  평행봉 내에서 보행을 잘 할 수 있게 되면 누군가의 도움을 받아 지탱해 받으면서 보행, 지팡이를 짚으면서의 지팡이 짚은 보행, 지팡이 없는 보행, 계단 오르내림으로 진행합니다.

  물론, 모든 환자가 거기까지 잘 된다고는 할 수 없습니다. 또 너무 무리를 주면 환자가 자신감을 잃거나 넘어져 부상을 입거나 골절하는 일도 있으므로 주의해 주십시오.

또 마비를 일으킨 쪽의 족관절의 굽히고 폄이 가능하지 않을 때는 아래 그림과 같은 장구를 사용하는 일이 있습니다. 그러나 이것은 장구의 한 예이고 여러 가지의 종류가 있고, 환자의 상태에 따라 나누어 사용되므로 전문가에게 맡기면 됩니다.

이상 이야기한 것은 모두 전문가의 지도를 근거로 실시됩니다. 가족분들은 환자를 단순히 격려하는 것은 상관없지만 치료(훈련)에 대해서도 쓸데없는 말참견은 하지 않는 편이 좋습니다.

이즈음에는 도구를 사용해 물건을 만드는 작업을 하거나(작업 요법) 언어 요법 등도 필요하면 실시합니다.

실어증(失語症)의 언어 요법

실어증이 되면 말뿐이 아니라 쓰고, 듣고, 읽는 등의 종합적인 언어

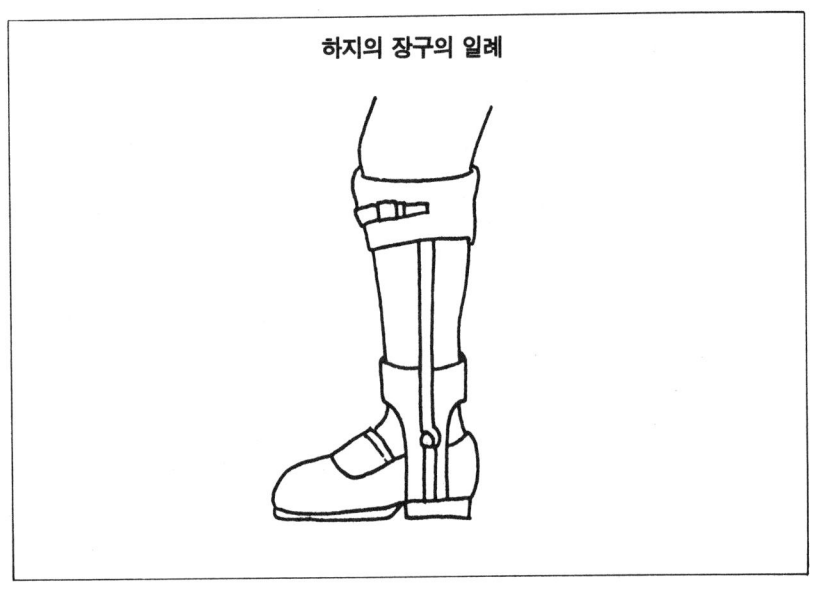

하지의 장구의 일례

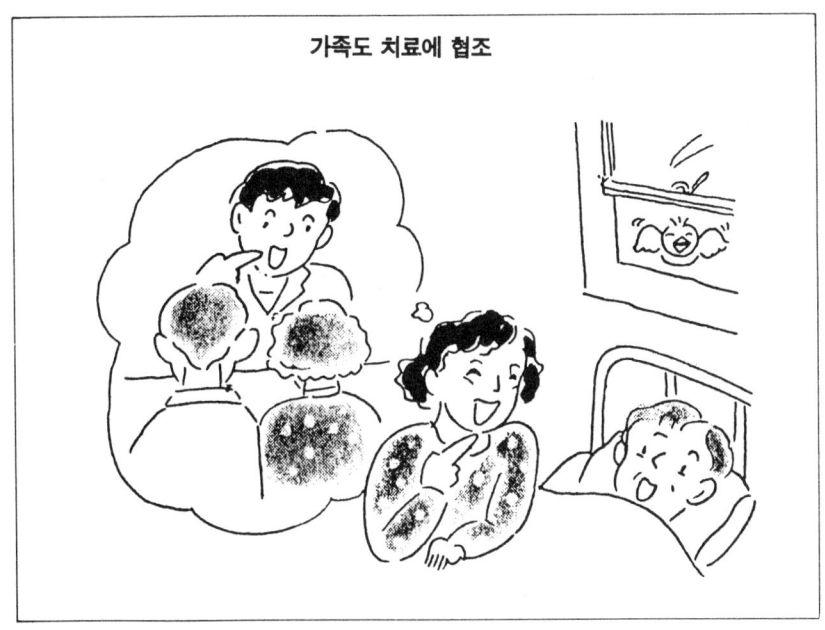

가족도 치료에 협조

능력이나 계산 능력에도 장애가 생깁니다. 한마디로 실어라 해도 여러 가지 종류의 장애가 있기 때문에 각각에 따라 훈련의 시작도 틀립니다.

예를 들면 말하고, 듣고, 이해하고, 쓰고, 읽는다 모든 기능 중에서 장애가 가벼운 부분을 발견하고 거기서부터 강화 훈련을 시작해 그것을 점차 넓혀 갑니다. 훈련에는 그림 카드, 문자 카드, 테이프 레코더, 비디오 등 여러 가지 교재가 사용됩니다.

언어 훈련의 개시는 병이 급성기를 지나 정신 상태가 안정되고나서는 빨리 개시할 필요는 없습니다. 그러나 상태가 허락되면 될 수 있는 한 빨리 시작하는 편이 좋지만 그것은 의사의 지시에 따르면 됩니다.

언어 요법은 특히 입원하여 혼자 병실을 쓰는 경우 등은 좀처럼 이야기할 기회가 없기 때문에 가족의 협력이 아무래도 필요합니다. 가능하면 언어 요법을 받을 때에는 가족도 동석해 환자와 함께 공부하며 병실에 돌아와서도 반복해 연습하면 효과도 오르겠죠.

드디어 퇴원

좋아지기까지 반영구적으로 입원하고 있을 수는 없습니다. 리허빌리 훈련이 끝나면 퇴원하여 가는 사람이 많습니다만 지팡이를 짚고 또는 지팡이 없이 중증례에서는 누워있는 채 퇴원을 맞는 사람도 있는 등 가지가지입니다.

될 수 있으면 사회 생활이 행할 수 있는 모습으로 퇴원을 맞이하고 싶지만 완전히 누워 있을 뿐 평생 병원에 있는 것도 생각합니다. 역시 병원에 있기 보다는 환자는 자신의 집이 좋습니다. 때문에 우리들도 최선을 다해 빨리 집으로 자택으로 돌아갈 수 있는 방향으로 노력을 하고 있습니다.

어느 정도의 후유증을 남기고 퇴원한 환자가 어느 정도의 일을 자기 스스로 할 수 있는데도 가정으로 돌아오면 지나치게 조심스러워 하거나 거꾸로 전혀 도움을 받지 못하게 되거나 살고 있어도 병원과 같이 난간이 없거나, 방에서 지팡이를 짚고 걸을 수 없거나, 퇴원 후 거꾸로 나쁘게 되는 예가 있습니다.

퇴원할 때에는 가족을 주치의로부터 어느 정도를 가정내에서는 허락해도 좋은지, 가족은 어떻게 접촉하는지 등 걱정되는 일은 잘 듣고 돌아가 주십시오.

퇴원 후 가족의 마음가짐과
외래 통원상 주의

친절하게, 그리고 엄하게

 퇴원한다는 것은 인간다운 생활로 돌아가는 일이 가능하게 되는 일입니다. 그것은 좋습니다만 집에서는 아무래도 응석이나 재멋대로 부리고 가족을 의존해 버리며 또 가족도 이 정도는 봐 줘도 괜찮다는 인식을 하게 됩니다.
 또 동작이 둔해 꾸물꾸물하고 있으면 곧 주위 사람이 손을 내밀어 버립니다. 그러나 이것은 결코 환자를 위한 일이 아님을 가족들이라면 모두 알 것이라 생각합니다.
 가족의 일원으로써 친절하게 대하는 것은 물론 중요합니다만 본인에게 있어 플러스인지 마이너스인지를 잘 생각해 대해주면 하고 생각합니다. 결국은 환자를 위한 것입니다.
 퇴원시의 주의점으로도 설명했습니다만 완전히 소외되는 것은 환자에게 있어서 얼마나 외로운 일인지 알 수 없습니다. 상대의 입장이 되어 생각해 보면 즉시 어떻게 하면 좋을지 알 수 있을 겁니다.

퇴원 후의 식사 관리

 뇌졸중의 위험 인자를 다시 한 번 생각해 보십시오. 뇌졸중의 가장

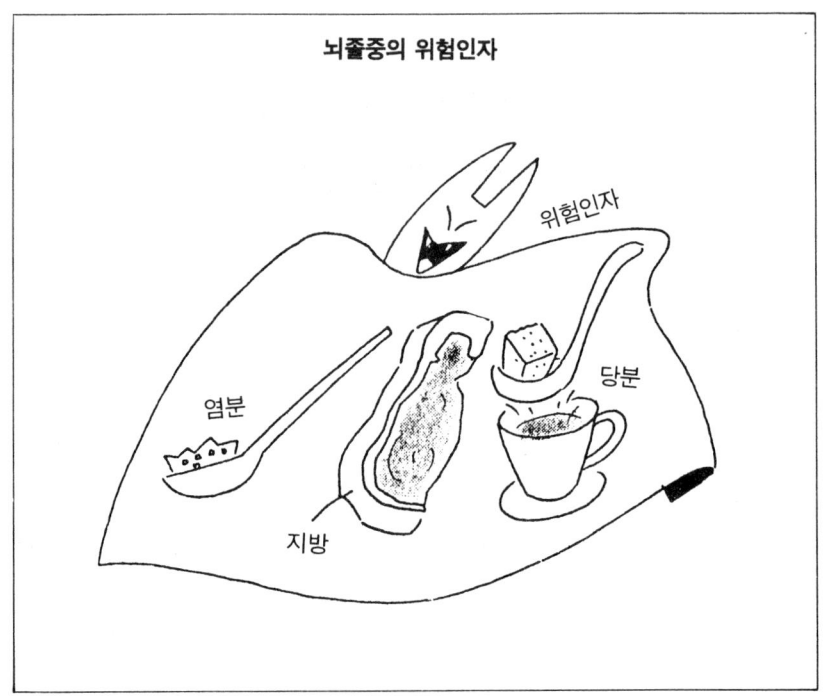

중요한 인자는 고혈압입니다.

고혈압이라 하면 먼저 식사 요법, 그리고 식염 제한이 필요한 것은 강조하여 이야기했습니다.

뇌졸중이 되어 그 후도 혈압이 높거나 강압제를 먹고 있는 사람은 맵고 짠 반찬, 된장국, 된장 절임 등은 절대 피해 주십시오. 그리고 어묵 등 이기거나 개어서 굳힌 음식, 인스턴트 라면에 염분이 많은 것도 잊지 말아 주십시오.

감염 간장을 적은 용기에 넣어 주머니에 가지고 다니며 음식점에서도 그것을 꺼내 사용하는 사람이 있습니다. 그렇게까지 철저할 수 있다면 훌륭합니다. 그리고 결코 부끄러운 일이 아닙니다.

또 콜레스테롤이나 중성 지방을 지나치게 섭취하지 않도록 주의합니다. 지방이나 당분을 될 수 있는 한 피하고 전체적인 식사가 저식염, 저지방, 그리고 고단백으로 하도록 노력해 주십시오.

필자가 아는 사람은 가벼운 뇌졸중으로 곧 사회로 복귀할 수 있었던 사람이 있었습니다만 비만으로 인해, 그것을 다음으로 치료했습니다. 아침에는 삶은 계란 2개(단지 흰자만이고 노른자는 버린다고 했습니다), 자몽 등, 덜 단 과일·야채 사라다(드레싱은 기름이 없는 것을 사용)를 먹고, 점심은 도시락을 지참하는데 밥은 적게 소량의 반찬, 그리고 야채 사라다를 먹었습니다. 마지막으로 저녁은 그만큼 제한을 안 하지만 기름이 많은 고기류 등은 일체 피하도록 했다고 합니다.

회식 등이 있을 때에도 스테이크가 나오면 반, 또는 1/3을 남기도록 하여 감량에 성공함은 물론 혈압도 상당히 내렸다고 합니다.

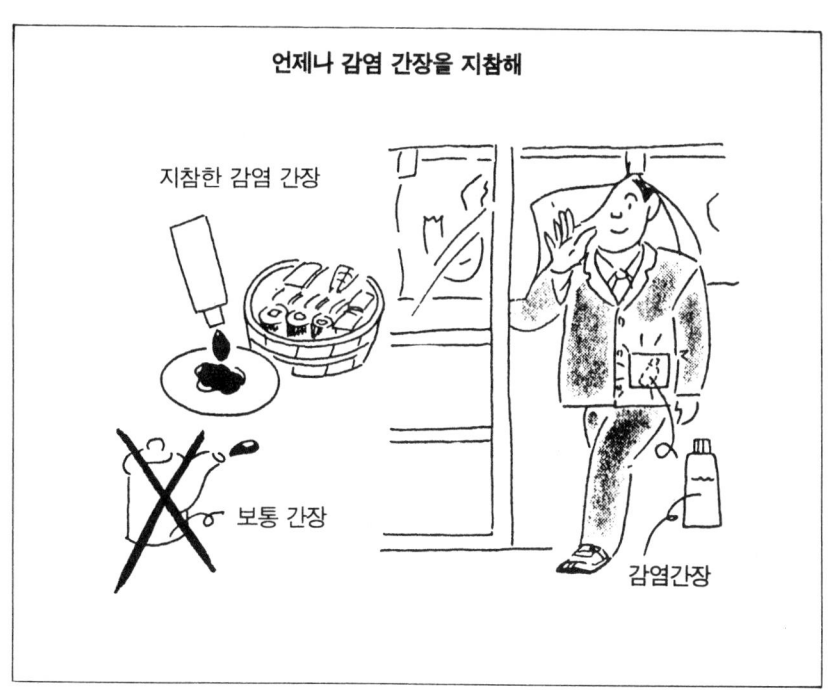

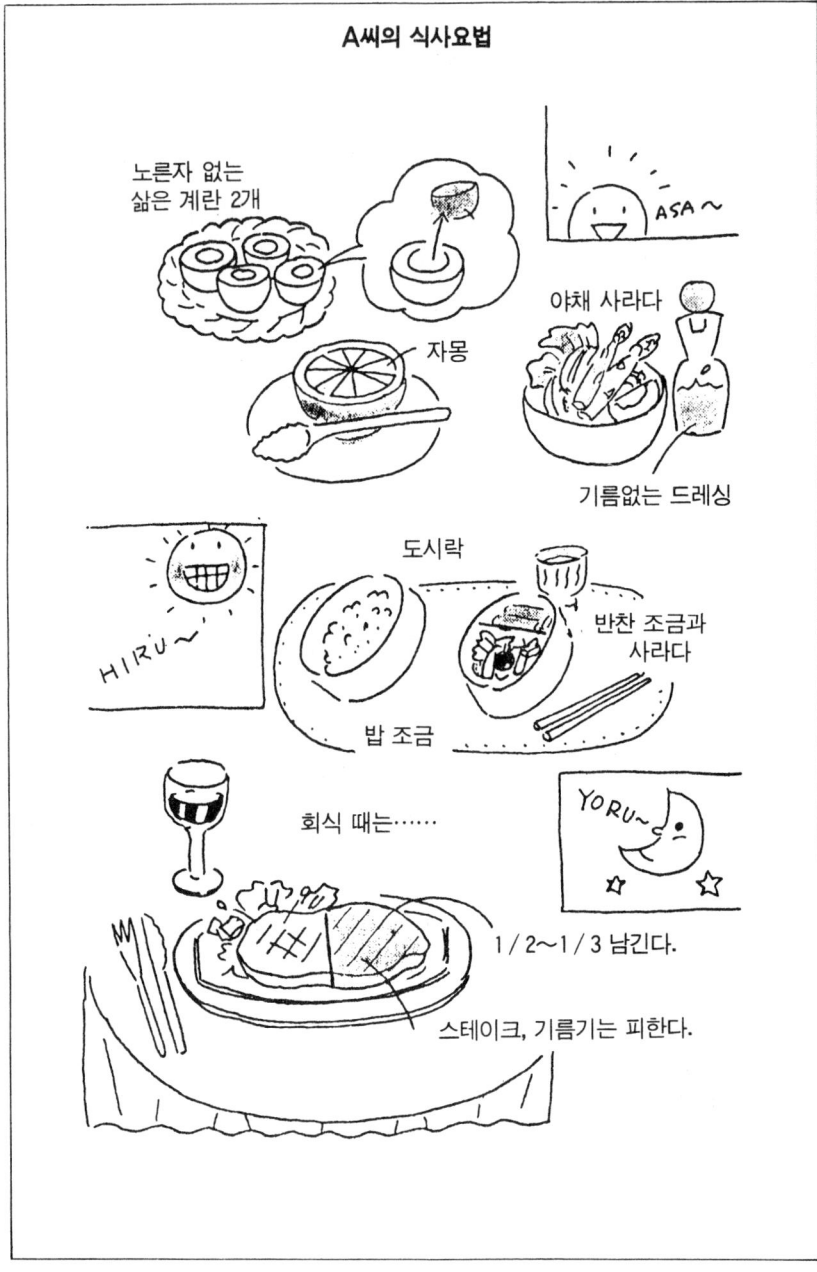

일상 생활상의 주의

뇌졸중에 한번 걸렸다면 위험 인자인 끽연과 음주는 제한해야 합니다. 운동을 하는 일은 바람직합니다만 마비라도 남아 있으면 상당히 제한되어 버립니다. 천천히라도 좋으니까 매일 걷거나 손발을 움직이도록 해 주십시오.

생활의 목표 작성이나 본인의 가정에서의 역할 작성을 서로 이야기하고 가족의 일원으로서 무언가를 도와 주어도 좋겠죠. 또 지금까지 취미를 갖지 않았던 사람이라면 취미를 찾고 그것을 일상의 즐거움으로 만드는 것도 좋겠죠.

경증인 사람은 적극적으로 사회 생활에 복귀해 주십시오. 가벼운 뇌졸중에 걸렸으면서도 장관으로 일을 하는 사람이나, 큰 회사의 사장이나 중요한 위치에 복귀한 사람도 많이 있습니다.

약 복용의 주의

뇌졸중은 비록 증상이 가벼워도 경시할 수 없는 병입니다. 재발이 반복되면 움직일 수 없음은 물론 간혹 치매로도 연결됩니다.

재발은 적극 피하도록 주의하지 않으면 안 됩니다. 때로는 어떤 뚜렷한 증상도 없이 뇌 속에 재발이 일어나 그것이 쌓이고 쌓여 노망으로 이어지는 일도 있습니다.

뇌의 혈류나 움직임을 좋게 하기 위한 약은 말할 것도 없습니다만 뇌경색이나 TIA 재발 예방을 위한 약(혈소판 응집 조지제) 등은 의사의 지시대로 규칙에 맞게 먹어 주십시오.

혈압약을 불규칙하게 먹는 일은 먹지 않은 것보다 더 **나쁘다**고 말할 수 있습니다. 혈압의 커다란 변동으로 그것만으로 여러 가지 증상을 일으킵니다. 최근에는 24시간 혈압계라고 해 밤까지 포함해 하루중의 혈압 체크를 할 수 있게 되었습니다. 경우에 따라서는 그 검사도 받아주십시오.

또 어떤 약을 먹고 있는지 본인이나 가족은 잘 알아두어야 합니다. 그리고 모르면 의사에게 잘 들어 두어야 합니다. 혈소판 응집 조지약을 먹고 있으면 드물게 이가 빠지고 피가 멈추지 않는 등의 귀찮은 일이 일어나는 경우가 있으므로 사전에 치과의에게 이야기할 필요가 있습니다.

그 밖의 약도 상당히 드문 일입니다만 간장의 장애나 빈혈, 혈액 이상, 위장 증상, 의식 장애 등의 부작용이 일어나는 경우도 있습니다.

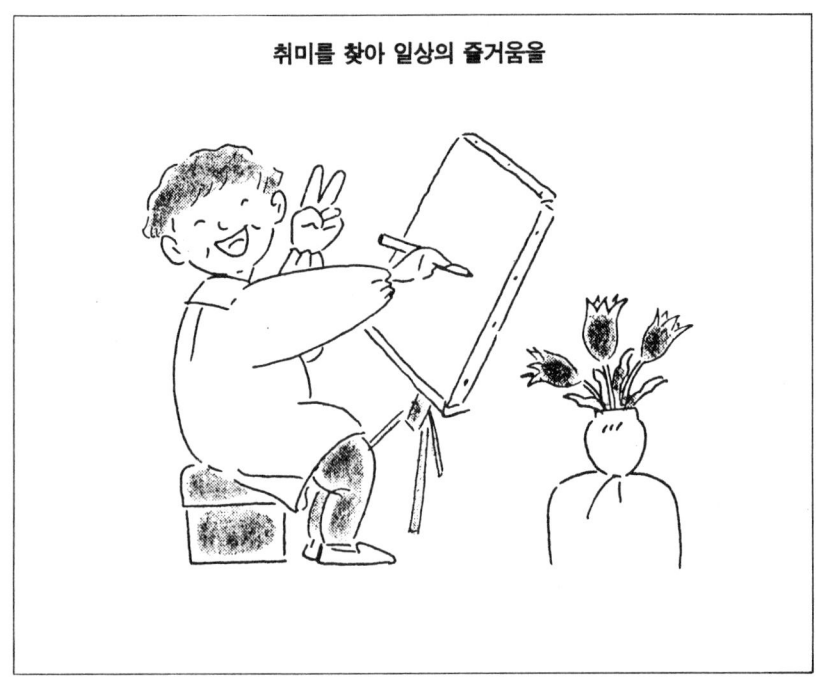

취미를 찾아 일상의 즐거움을

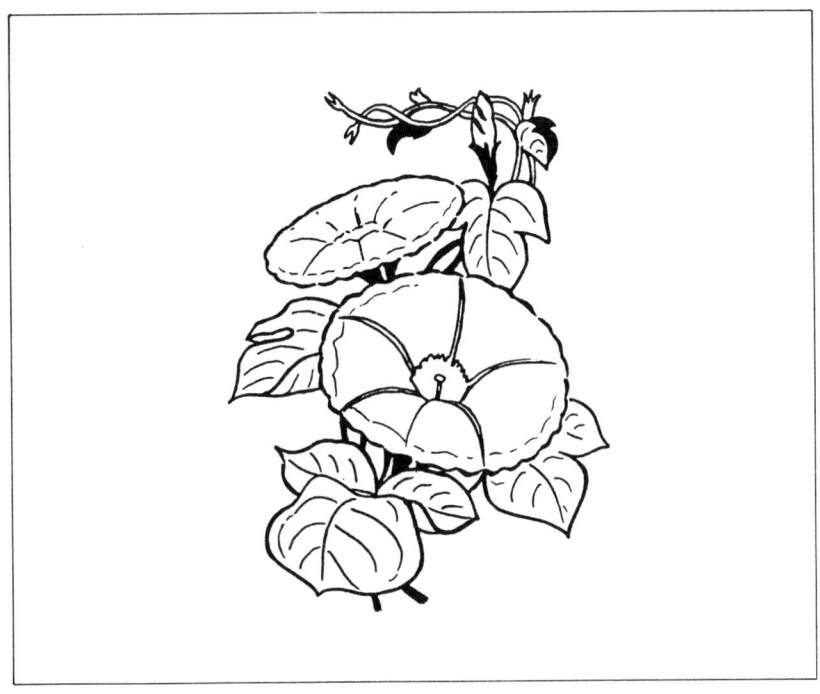

몸에 무언가 변화가 있으면 다음 진찰 때까지 기다리지 말고 주치의와 연락을 취하는 일이 필요합니다. 신경질을 지나치게 낼 필요는 없습니다만 참고 있는 것도 위험합니다.

사회 복귀의 목표

마비나 언어 장애 등이 있으면 사회 복귀에 커다란 장애가 됩니다. 주치의나 케이스 워커(case worker)가 있으면 자주 상담해 신체 기능과 그 회복의 정도와 가능성을 생각해 사회복귀를 결정하지 않으면 안 됩니다.

그러나 안전책을 지나치게 취해 사회에 있어서 환자의 역할이나 책임을 가볍게 해 버리면 거꾸로 환자를 안달복달시켜 의욕을 없애버리는 일도 있습니다.

또 신체적인 장애가 거의 없어도 정신 증상이 나오면 사회 복귀는 어렵게 됩니다. 울적한 증상이나 치매, 자발성의 저하 등에 대해서는 약물 요법 외에 환경을 정리하는 것이 필요합니다.

어쨌든 환자 자신, 가족(특히 누군가 한 명이나 두 명, 책임자를 정하는 것이 필요하고 각각 마음대로 여러 가지 일을 말해서는 역효과가 납니다) 주치의 경우에 따라서는 케이스 워커나 리허빌리 전문가 등이 잘 상담해 좋은 팀을 만들어 재발 예방, 합병증 예방, 재발의 조기 발견, 치료에 맞추는 것이 필요합니다.

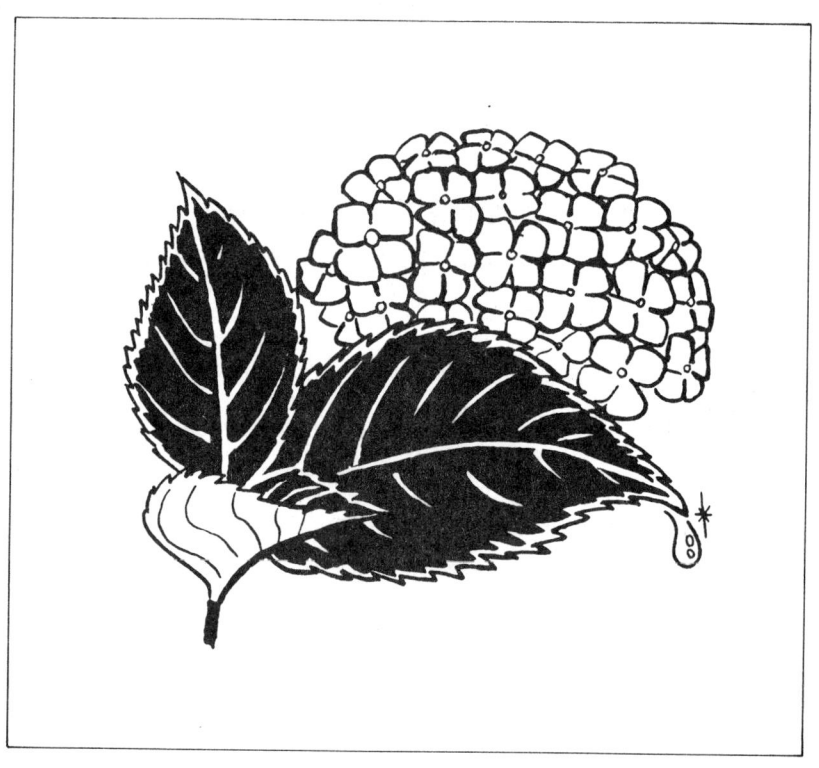

제5장

문답으로 알아보는 뇌졸중의 상식

Q & A

뇌졸중의 걱정

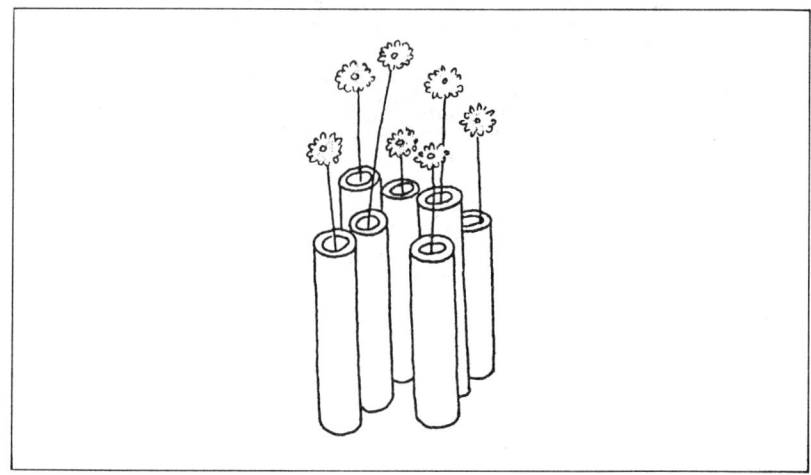

Q 뇌졸중은 유전됩니까? 엄마도 외가 쪽의 할머니도 뇌졸중으로 돌아 가셨습니다. 예방법은 없습니까?

A 뇌졸중 그 자체는 반드시 유전된다고는 말하기 어렵습니다만 고혈압이 되기 쉬운 체질, 지방이 모이기 쉬운 체질 등은 다소 유전인듯이 생각합니다. 또 유전은 아니지만 가족의 경우는 같은 식생활을 하고 있으므로 환경에 의한 영향을 고려해 볼 수 있습니다. 동맥류나 모야모야병에는 확실히 유전으로 보이는 것이 있습니다만 지금 유전으로 나타나는 이런 병의 예방법은 알려지지 않았습니다.

Q 정상인에게도 뇌졸중은 일어납니까? 회사의 건강 진단에서 이상없다고 했던 친구가 2주 후에 뇌졸중으로 쓰러졌습니다만…….

A 고혈압이 주된 원인인 뇌졸중은 뇌출혈과 고혈압성 뇌증(腦症)으로

뇌경색 등은 혈압이 높건 낮건 일어납니다. 또 혈압은 그날의 컨디션에 따라서도, 무언가의 사소한 일로도 급변하는 일이 있으므로 2주일 전에 혈압을 포함해 이상이 없어도 뇌졸중은 충분히 일어날 수 있습니다. 단지, 이것은 고혈압은 중요하지 않다는 것은 아닙니다. 고혈압 상태가 계속되면 뇌출혈이나 뇌경색도 일어나기 쉬운 상태가 되는 것도 확실합니다.

Q 동맥경화가 어디에 일어나고 있는지 알만한 검사는 없습니까? 한번 일어난 동맥경화는 치료되지 않습니까?

A 동맥경화의 유무는 안저를 보는 방법, 혈관 촬영을 하는 방법이나 피의 순환을 조사하는 방법 등 여러 가지 있습니다만 이들의 검사를 할 필요가 있는가 어떨까는 전문의에게 맡기십시오.

한번 일어난 동맥경화는 원칙적으로는 치료할 수 없다고 생각해 주십시오. 오히려 중요한 것은 그 이상 진행시키지 않는 것을 생각하는 편이 좋겠죠. 그러기 위해서는 동맥경화의 촉진 인자인 고혈압, 고지혈증, 고뇨산혈증, 당뇨병 등 당대사 이상을 극력 억제하는 것이 필요합니다. 스트레스나 끽연, 음주도 같습니다.

그러나 동맥경화는 정도의 차는 있지만 나이를 먹으면 누구에게나 일어나는 것이므로 그렇게 고민할 필요는 없습니다.

Q 염분 억제 식사도 중요합니다만 잠자기 전에 물 한 잔을 마시는 편이 뇌졸중 예방이 된다고 말합니다만······.

A 누가 언제 그러한 얘기를 했는가가 문제입니다. 뇌경색의 원인의 하나로 탈수(혈액이 짙게 된다)가 있습니다. 열대 지방에서는 물을 마시면 잘 잘 수 있고 탈수 예방에도 어느 정도 효과를 볼 지 모릅니다. 변비인 사람에게도 좋을지도 모릅니다. 그러나 고령으로 밤중에 반드시 화장

실에 일어나 가는 사람 같은 경우에는 물을 마시면 점점 그 횟수가 늘어 잘 수 없게 되어 버립니다.

따라서 아마추어가 말한 것이라면 무시해 주십시오. 그러나 당신을 잘 알고 있는 전문가의 어드바이스라면 당신 배려해 준 것이므로 지켜 주십시오. 또 어쩌면 염분 제한에 구애되는 당신을 차마 볼 수 없어서의 충고일지도 모릅니다.

Q 고혈압으로 약물 요법과 식사 요법을 하고 있습니다만 당뇨병이 있다고 합니다. 뇌졸중으로 될 가능성은 있습니까?

A 당뇨병도 고혈압과 함께 만병의 근원인 것은 알고 있겠죠?
고혈압은 뇌출혈이나 뇌경색의 위험 인자이고, 당뇨병은 뇌경색이나 심근경색의 원인이므로 이 두 가지가 겹치면 뇌졸중이 될 가능성이 있는 것은 당연합니다. 그러니 치료에 전념해 주십시오.

Q 뇌색전증은 심장의 변에 달라붙은 혈전이 떨어져 뇌에 흘러간다고 합니다만 어느때에 흘러가기 쉽습니까?

A 심장에 변막증이 있거나 부정맥이 계속되면 변에 혈괴(전자)가 생기기 쉽습니다. 그러한 사람에게 급히 심장 박동이 강해지거나 부정맥이 급하게 눌리거나 또 거꾸로 부정맥이 급하게 눌리거나 거꾸로 부정맥이 일어나거나 하면 그 전자가 혈류를 타고 몸의 어딘가로 흐르기 쉽게 됩니다(무엇보다 이러한 확실한 원인이 없어도 흘러가는 경우도 있습니다). 따라서 심장변막증이 있는 사람이나 심방세동 등의 부정맥이 있는 사람, 알콜을 마시면 부정맥이 나타나는 사람 등은 주의가 필요합니다.

Q 뇌혈전을 일으킨 사람은 심근경색도 일으키기 쉽다고 들었습니다만

동맥경화의 탓입니까?

A 심근경색의 원인의 대부분은 심장의 영양을 담당하는 관동맥의 동맥경화에 의한다고 생각해도 좋다고 생각합니다. 때문에 뇌졸중(뇌혈전)과 심근경색은 어느쪽이 먼저 어느쪽이 나중에 일어나도 이상하지 않다는 뜻입니다.

Q 지주막하 출혈의 두통과 편두통의 통증은 구별됩니까? 지병으로 편두통이 있어 걱정입니다.

A 지주막하 출혈의 두통은 급격히 일어나고 먼저 본인이 이제까지 한번도 경험한 일이 없었던 정도로 심한 고통을 동반하는 경우가 많습니다. 때로는 의식도 없어집니다.

한편 편두통은 여성에게 많고 모친도 같은 두통을 가진 일이 많고 머리 우측 또는 좌측, 때로는 양측성으로 욱신욱신하고 맥박이 뛰는 듯한 고통이 있습니다. 이것도 급격히 일어납니다만 지주막하 출혈과 같이 몇시 몇분경 확실히 말할 수 있을 만큼 급격한 것은 아닙니다. 편두통은 지금까지도 같은 두통을 몇 번인가 경험하고 있는 사람이 많습니다.

단지 편두통을 가진 사람이 새롭게 지주막하 출혈을 일으키는 가능성이 없을 수는 없으므로 주의해 주십시오.

Q 지주막하 출혈로 쓰러졌습니다만 다행히 사회로 복귀했습니다. 그리고 잠깐 발작을 보였을 뿐 그 후 괜찮아졌습니다.

A 이것은 당신을 진찰해 보지 않으면 잘 모릅니다. 가벼운 운동 마비인지 운동 실조가 후유증으로 남아 있기 때문인지 무언가 다른 원인인지 발병 당시의 상황이나 수술을 받았다면 그때의 상태를 잘 아는 전문의에게 보이기를 권합니다. 만약 새롭게 뭔가 병이 일어난 것은 아닌지, 가벼

운 후유증 때문이라면 두려워 말고 적극적으로 걷도록 하십시오.

Q 뇌졸중과 햇갈리는 병이 있습니까? 있다면 그것은 어떤 병입니까?

A 뇌종양이나 뇌염 등도 발증시에는 뇌출혈이나 뇌경색과 비슷한 경우가 있습니다. 지주막하 출혈과 수막염도 증상은 닮아 있는 것이 있습니다.

특히 일과성 뇌허혈 발작(TIA)는 기(氣)의 탓이라던지 혈압의 탓, 혹은 다른 병과 틀리거나 본인이 알아채지 않고 전문의에게 진찰받는 것이 늦거나 하는 일이 있으므로 주의해 주십시오.

그 외에 뇌졸중의 전문의가 아닌 경우에 착각할 수 있는 병으로 파킨슨병, 편두통의 일부, 아르츠하이머병, 메니에르병, 선천성 대사 이상(미토콘드리아 내근증 등) 각종 혼수(昏睡) 등이 있습니다.

Q 저혈압으로 빈혈 기미가 있습니다. 저혈압인 사람은 고혈압과 똑같은 정도로 뇌경색을 일으키기 쉽다고 들었습니다만…….

A 저혈압인 사람도 뇌경색이나 뇌혈관 부전이라 불리는 뇌졸중을 일으키는 일은 있습니다만 고혈압인 사람만큼 걱정할 필요는 없습니다.

증상이 없는 저혈압은 방치해 두어도 상관없지만 이것도 저혈압의 정도의 문제입니다.

빈혈인 경우도 같습니다. 검사 결과가 치료를 요한다면 그 지시에 따라 주십시오. 만약 어지러움이 생길 경우 장소나 주위를 가리지 말고 곧 옆으로 누워야 합니다.

Q 50세까지는 저혈압, 이후에는 고혈압으로 현재 약을 복용하고 있습니다. 저와 같은 경우는 이러한 경우는 많습니까? 또 뇌졸중 발증과의

관계는 어떻습니까?

A 자주 젊을 때는 혈압이 낮다가 나이와 함께 고혈압이 되어 버린다는 사람이 있습니다. 이것은 통상 고혈압으로 조금도 바뀌는 일은 없습니다. 저혈압에서 고혈압이 되고 나서도 해도 특별히 뇌졸중이 되기 쉽다던가 되기 어렵다라는 일은 없습니다.

Q 뇌졸중을 반복하다 보면 망령이 든다고 들었습니다. 그 대책으로써 어떤 점에 주의하면 좋겠습니까?

A 누구라도 나이를 먹으면 건망증이 심해집니다. 그러나 이것은 병이라고 할 정도는 아닙니다. 소위 노망 정도가 심한 것을 치매라고 부르고 있습니다만, 뇌졸중 특히 뇌경색증을 반복하다 보면, 자칫 치매가 일어나기 쉬울 수도 있습니다.

노망의 증상은 상식에 벗어난 건망증, 무관심(예를 들면 텔레비전 등을 모두 보고 있어도 혼자 멍하니 있다) 자신이 있는 장소나 가는 방향, 계절 등을 알 수 없게 되는 등등 입니다. 동시에 언어 장애나 보행 장애 혹은 손을 쓸 수 없게 되고, 쓸데없는 일로 곧 울거나 웃거나 하며, 음식을 먹으면 목이 메임 등등의 증상도 보입니다. 또 급하게 흥분하거나 밤중에 배회하거나, 바깥에 외출해서도 돌아오는 길을 모르게 되거나 집에 돌아오지 않게 되는 일도 있습니다. 그러나 주위가 놀랄 정도로 예의가 바르거나 남에게 신경을 쓰는 등의 면이 유지되는 일이 있습니다.

이 치매의 예방 대책으로서는 뇌졸중을 되풀이하지 않는 일이 가장 중요합니다만 일단 발생하면 뇌의 피 순환을 좋게 하는 약이나 뇌의 대사 (움직임)을 활발히 하는 약 등을 사용하면 됩니다.

혈압의 불안

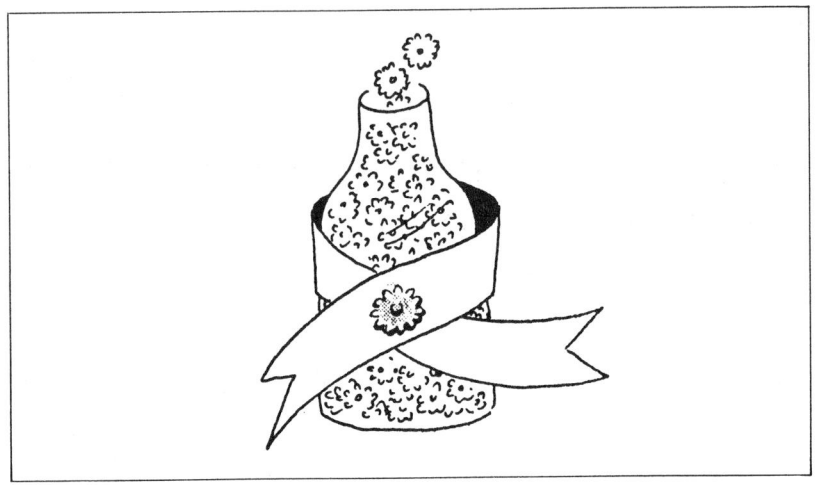

Q 추우면 혈압이 올라가는 것 같은데, 고혈압인 사람은 겨울 스포츠를 피해야 합니까?

A 고혈압의 정도에도 따릅니다만 그다지 권장할 수는 없습니다. 겨울은 기운이 차므로 체온의 발산을 방해하기 때문에 몸 표면의 작은 혈관이 수축합니다. 혈관의 수축은 혈압을 상승시키므로 찬 공기에 드러나게 되는 겨울 스포츠는 관심을 갖지 마십시오. 그러나 고혈압이 과거에 있었어도 잘 컨트롤되고 있으면 별다른 문제는 없으므로 현재 치료를 받고 있는 의사와 잘 상담해 보면 좋겠죠.

Q 강압제를 먹고 있습니다. 승용차로 3시간 정도 소요되는 거리에서 집으로 돌아가고 싶다고 생각합니다만……

A 3시간 정도의 드라이브라면 문제없다고 생각합니다만 고혈압의

정도와 컨트롤 나름이므로 지금 진찰받고 있는 의사와 상담해 결정해야만 한다고 생각합니다. 다만 걱정스러운 것은 연휴라도 차가 정체해 느릿느릿 운전하거나 혹은 전혀 움직이지 않게 되어 정신적으로 초조한 일이 있을 수 있으므로 이것은 좋지 않습니다. 아침 일찍 출발하던가 아니면 충분히 수면을 취한 후 밤중에 출발하고 피곤하면 도중에서 휴식을 취하십시오.

Q 강압제를 먹고 있습니다. 2주일 동안 해외 여행을 할 예정입니다. 특별히 주의해야 할 일은 없습니까?

A 먼저 지금 먹고 있는 약을 잊지 않도록 하며, 다른 때보다 조금 많이 두 군데로 나누어 다른 백에 넣어 가십시오. 두 군데로 나누는 것은 잃어 버려 먹지 못하게 될 때를 대비해서 입니다.

또 해외나 기내에서는 때로 자신의 의지와 상관없이 식사가 나옵니다만 염분이 지나치게 강한 것은 먹지 않도록 주의해 주십시오. 감염 간장을 갖고 가는 것도 좋습니다. 비행기에서의 기압 변화는 걱정하지 않아도 좋습니다만 급격한 외부의 온도 변화, 특히 한랭한 곳에서는 주의해 주십시오. 기온의 조절을 간단히 할 수 있도록 가디건이나 코트류는 언제나 기본으로 지참해 주십시오.

Q 강압제를 먹고 있습니다. 술도 소량이라면 좋다고 하는데, 특별히 고혈압에 좋은 술은 없습니까?

A 맥주건, 막걸리건, 위스키건 알콜은 알콜입니다. 따라서 특별히 고혈압에 좋은 술은 없습니다. 당신이 말했듯이 소량의 알콜이라면 담당 의사와 상담해 주십시오.

Q 남편은 고혈압 치료중입니다. 올 봄부터 발령을 받고 혼자 생활해야 되는데, 인스턴트 식품이나 외식뿐인 것 같아 걱정입니다.

A 혼자 생활하면 아무래도 외식이나 인스턴트 식품에 의존하게 됩니다. 알고 계시듯이 컵라면 등은 국물까지 전부 마셔 버리면 그것만으로 하루 염분 섭취량을 거의 취해 버리게 됩니다. 또 보존할 수 있는 식품이나 오래 두고 먹는 식품에는 염분 함유량이 많은 것이 상식입니다. 남편이 주로 먹고 있는 식품을 목록으로 뽑아 그 식품의 염분 함유량을 당신이 조사해 일람표를 만드는 것과 동시에 남편이 좋아하는 것 중에서 이것이라면 염분이 적당하다는 식품의 예를 적은 표라도 만들어 건네 주면 좋겠죠. 집까지 배달하는 것을 이용해 손으로 만든 엷은 맛의 익힌 음식 등을 때로는 보내 드리는 것도 좋습니다.

Q 고혈압 치료중인 남편은 중간 관리직이라 윗사람 눈치보랴 아랫사람 눈치보랴 녹초가 되어 돌아오곤 합니다. 식사 이외에 주의할 것은?

A 2주일에 한번은 회사의 진료실 또는 근처의 의사로부터 혈압 등의 체크를 받고, 일년에 1~2번은 반드시 정기 건강 진단을 받도록 해 주십시오. 비록 식사는 잊어도 복용하는 약은 잊지말 것과 외식의 기회가 많으므로 내용물에 충분히 주의하도록 어드바이스해 드리십시오. 튀김 덮밥, 키틀렛 덮밥, 덮밥류보다 정식을 먹는 편이 영양적으로도 좋겠죠. 그리고 우동이나 라면 등은 국물을 마시지 않도록 주의해 드리십시오.

가능하면 가정용 혈압계로 자주 혈압을 조사할 것, 휴일에는 충분히 휴식을 취할 수 있도록 분위기를 맞추는 일도 고려해야 합니다. 기분 전환으로 가벼운 산책도 효과적입니다.

Q 가정용 혈압계를 구하고 싶다고 생각합니다. 선택하는 법, 측정하는 법, 측정시 주의 사항 등을 일러 주십시오.

A 최근은 적당한 자동 혈압계가 시판되고 있으므로 어느 것이나 좋습니다. 설명서를 잘 읽고 그대로 사용할 것과 만일 이해가 잘 안 되면 구입한 가게에 다시 한 번 가서 납득할 수 있을 때까지 설명을 듣는 것이 중요합니다.

그리고 먼저 해야할 일은 자신의 혈압의 특징을 알아야 한다는 것입니다. 사람마다 아침에 높은 사람, 저녁에 높은 사람, 아침에도 저녁도 그다지 변함이 없는 사람 등 가지각색입니다. 강압약을 먹고 있는 사람 중에는 아침에 높고, 오후가 되면 약의 효과 때문에 낮아지는 사람도 있고, 약을 하루에 한 번 먹고 있는 사람과 매식 후 먹는 사람과는 하루의 혈압 변화의 정도도 다소 틀립니다. 어쨌든 자신의 혈압의 특징을 파악해 주십시오.

가정에서의 측정치와 병원에서의 측정치의 차이가 있을지도 모릅니다. 그것을 기억해 두는 일도 필요하겠죠.

혈압 측정은 고혈압이라면 매일 혈압이 정상이라도 1주일에서 1개월에 한 번은 측정하도록 합니다. 그것도 측정하는 시간을 정해 두는 것이 바람직하고, 같은 시간에 측정하지 않았을 때는 측정 시간을 기입해 두도록 합니다. 측정한 혈압치가 높으면, 측정하기 전 5~10분 정도 조용히 하던가 혹은 심호흡을 5~6회 천천히 하고 나서 측정해 비교해 봐 주십시오. 자각 증상이 있거나 수면 부족 등 평상시의 상태와 틀릴 때는 그것을 기입해 두면 참고가 됩니다.

혈압의 약

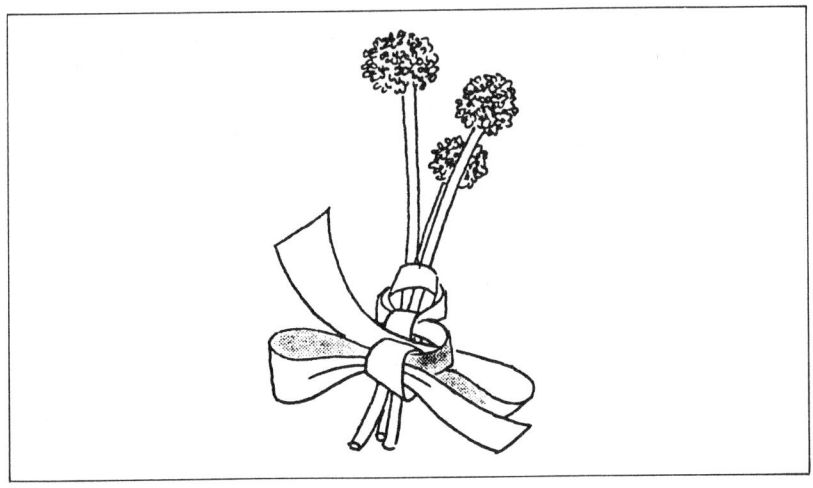

Q 혈압약을 일단 먹기 시작하면 평생 먹어야 한다고 들었습니다만, 정말입니까?

A 그런 일은 없습니다. 필자의 환자들 중에도 경과가 좋아져 혈압약을 일시 중지한 사람이나, 다시 혈압이 높아지지 않게 된 사람도 있습니다. 그러나 이 사람들은 약을 복용하지는 않지만 아직까지 정기적으로 체크를 받으러 병원에 옵니다. 식생활도, 일상 생활도 지금까지와 마찬가지로 주의를 받고 있습니다. 이런 마음가짐을 가졌으므로, 이런 사람들은 약을 중지할 수 있다고 말할 수 있습니다.

Q 강압제를 먹기 시작해 5년, 그동안 약은 바뀌지 않았습니다. 제 친구는 자주 약이 바뀌는 것 같습니다만……

A 환자의 연령이나 고혈압의 정도, 고혈압의 원인, 합병증, 기타에

따라 의사는 약을 나눠 사용합니다. 고혈압약의 종류가 많은 것도 그 때문이고, 약에 따라 먹는 법도 틀립니다.

또, 환자에 따라 같은 약이라도 효과가 확실히 나타나는 사람과 그렇지 않거나, 거꾸로 부작용이 나는 사람도 있습니다. 친구분이 복용하는 약과 다른 것은 오히려 당연하다고 생각해 주십시오.

Q 혈압약이 필요하게 될 때는 혈압이 어느 정도로 높아질 때입니까?

A 이것은 매우 어려운 질문으로 하나로 말할 수 없습니다. 약에 의한 치료를 시작해야만 하는 혈압치는, 그 환자의 연령·심장이나 위장의 상태, 염분 제한 등 식사 요법의 효과, 그 밖에는 여러 가지의 요소로 틀리기 때문입니다.

대략적으로 말하면 충분한 식사 요법이나 규칙적인 생활을 하고 있는데, 혈압을 반복해 측정해도 수축 때 혈압이 150~160밀리 이하, 또는 확장 때 혈압이 100밀리 이하가 되지 않으면 투약을 고려합니다.

그러나 고령인 사람이나 혈압이 내려가면 무언가 증상이 나타나는 사람은 수축기 혈압이나 확장기 혈압이 그 이상이라도 투약하지 않는 일이 있고, 의사에 따라서도 다소 차이는 있다고 생각합니다.

Q 여름에는 혈압이 비교적 안정되어 있어 상태가 좋으면 약을 하루 정도 먹지 않아도 상관없다고 매일 먹다가 하루 빠져도 괜찮습니까?

A 최근 약에 따라서는 한 번 먹으면 몇 십시간 이상 있는 지속적인 효과가 있는 약도 나오고 있습니다.

이 분의 경우는 담당의사로부터 이틀에 한 번이라도 좋다고 말을 들었던 것 같으므로 거의 상태가 좋아지고 있는 것이라 생각됩니다. 의사가 그렇게 이야기했다면 그대로 해 주십시오.

그러나 혈압은 가정용 혈압계라도 좋으므로 매일 측정해 혈압의 상태를 체크해 주십시오. 아예 잊는 사람도 있으므로 자주 먹는 것을 잊는다면 의사와 상담해 하루 빠져도 괜찮다고 하다가 매일 1/2정씩 먹는 편이 좋을지도 모릅니다.

Q 35세의 회사원입니다. 건강 진단으로 위가 160밀리, 아래가 100밀리로 고혈압이라고 합니다. 회사의 진료실에서는 약은 필요없고, 근처의 의사는 필요하다고 합니다만…….

A 확실히 의사에 따라서도 고혈압의 약물 요법을 언제 시작하는가에 대해서는 생각하는 것이 다소 차이가 있을지도 모릅니다. 또 한 번 혈압이 높게 나타나도 혈압은 시간에 따라서 그날의 컨디션에 따라서 다소 다르며 의사가 몇 시에 혈압을 몇 번 정도 측정하느냐에 따라서도 다릅니다.

35세라는 나이에 혈압이 언제나 위가 160밀리, 아래가 100밀리 내지 그 이상이라면 먼저 2~3주일 엄격하게 식염 제한을하고 만약 비만형이라면 거기에 대한 대책 마련을 하며, 또 일상 생활이나 직장 환경에 문제가 있으면 그것을 고치도록 하십시오. 그래도 혈압이 내려가지 않으면 역시 투약을 할 것을 제안드립니다.

Q 미국에 3개월 정도 출장가게 되었습니다. 같은 강압제를 외국에서는 구할 수 있습니까?

A 우리 나라에 있는 대부분의 강압제라면 미국에도 있을 것이라 생각합니다. 그러나 미국에서 같은 약을, 그것도 간단히 입수할 수 있으리라고는 장담할 수 없습니다. 또 우리 나라의 건강 보험제도에서는 강압제라도 1개월 이상의 투여를 금하고 있습니다(자비로 약대를 내는 것이라면 또 다릅니다만).

가장 좋은 방법은 현재 담당의사에게 혈압의 상태와 투여하고 있는 약의 종류를 편지를 써서 혈압 관리를 받는 것입니다.

그것이 불가능하다면 가족들에게 약을 정기적으로 약을 보내게 하여 받는 것도 생각할 수 있습니다만 환경이나 식사가 바뀌면 혈압이 바뀔지도 모르므로 어떠한 형태로든 혈압을 체크할 필요가 있습니다.

Q 강압제라 해도 많은 종류가 있다고 합니다만 부작용때문에 걱정이 됩니다. 복용은 언제쯤 중지할 수 있습니까?

A 어떤 약에도 부작용은 따른다고 생각해 주십시오. 부작용에도 여러 가지가 있습니다만 통상 강압약이라면 어지러움, 발진, 위장 장애, 간 장애, 두통, 궤양, 졸림 등을 들 수 있습니다.

발진, 위장 장애, 간 장애 등이 나타나면 복용을 중지해야 합니다만 마음대로 중지하지 말고 사전에 주치의와 상담을 해서 결정하십시오.

Q 감기가 들었습니다. 현재 강압약을 먹고 있습니다만 감기약을 병용해도 상관없습니까?

A 통상 시판되는 감기약이나 병원에서 받는 약은 우선 걱정없다고 생각됩니다. 그러나 그중에는 혈액이 다소 굳기 어렵게 만드는 약이나 혈관을 수축시키는 약이 소량 들어 있을 수도 있습니다.

강압제를 먹고 있는 것을 약국이나 의사에게 미리 이야기하고 약을 처방해 받는 편이 좋겠죠. 가능하면 강압제를 받고 있는 병원에서 감기약도 처방해 받는 것이 좋습니다.

Q 강압제라 하고 주는 약에는 정신 안정제도 들어 있다고 들었습니다만 사실입니까?

A 엄밀히 말하면 신경 안정제는 강압제가 아닙니다. 그러나 고혈압인 환자 중에는 정신적으로 불안정하거나 무언가 약을 먹고 있지 않으면 불안한 사람도 있습니다. 실제로 신경 안정제의 투여만으로 혈압이 다소 내려가거나 변동되지 않는 사람도 있으므로 의사는 그 환자에 따라 때로는 정신 안정제를 주는 일도 있습니다.

리허빌리테이션

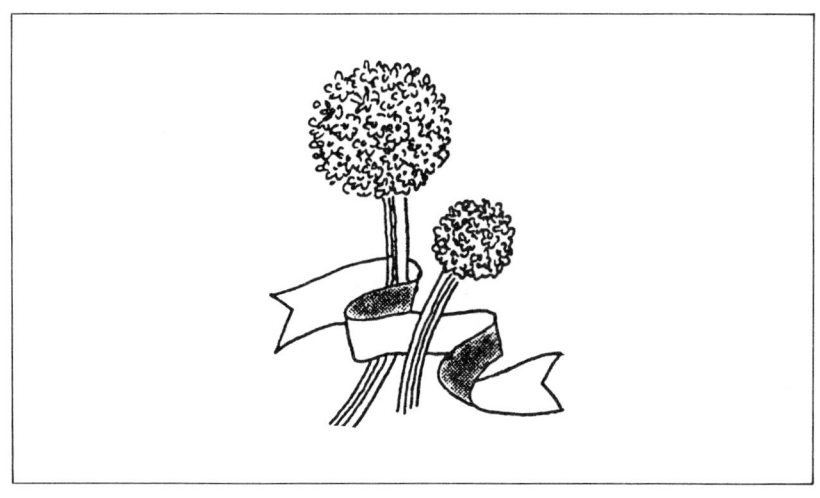

Q 리허빌리 훈련을 받고 있습니다. 오기가 있는 남편은 의사에게 지시 받은 시간보다 더 연습을 하려고 합니다. 해가 되지 않습니까?

A 리허빌리에도 한도라는 것이 있습니다만 경쟁심이 강한 성격은 리허빌리에 있어서 좋다고 생각됩니다. 그러나 심장이나 혈압에 나쁜 영향을 줄 만큼의 하드 트레이닝은 역효과를 줄 수 있으므로 전전긍긍하지 말고 현재의 주치의 (리허빌리 지도자가 다르면 그 사람과 현재 주치의 양쪽)

와 자주 연락을 해 환자를 포함한 모두가 잘 이해할 수 있도록 해야 겠습니다. 일방적으로 금지하는 예는 없습니다.

Q 잠만 자고 몸을 움직이지 않으면 어떻게 됩니까? 퇴원해서는 혼자서 아무일도 하지 않으려 합니다.

A 입원 중에 열심히 리허빌리를 하고 어느 정도 걸을 수 있게 되거나 손을 움직일 수 있는 상태가 된 환자도 퇴원 후 혼자서 아무것도 하지 않으려 한다면 문제입니다.

상태에 따라 틀립니다만 하루 30분 이상의 산보를 시키던가 집안에서라도 좋으므로 걷도록 하던가, 앉은 채라도 손을 움직이던가, 소리를 내어 책을 읽게 하던가 계속하게 해 주십시오. 그리고 격려를 해서 하고자 하는 마음을 불어 넣어 주는 일이 중요합니다.

Q 리허빌리 전문 병원을 소개받았습니다만 본인은 가고 싶어하지 않습니다. 리허빌리 전문 병원의 장점과 단점은 무엇입니까?

A 뇌졸중으로 급성기가 지나고, 정신 상태도 안정되어 검사도 끝나고, 합병증을 포함해 진단도 확정되고, 치료 방침도 결정되면, 구급전문병원에서 리허빌리 전문병원으로 옮기는 일은 자주 있습니다.

새로운 환자가 매일같이 방문하는 구급 병원에서는 그 처치나 치료를 위한 공간이 필요합니다. 리허빌리 전문병원은 그 점에서 차분히 허리를 펴고 리허빌리를 할 수 있는 장점이 있으며, 경험이 있는 리허빌리 요법사가 갖추어져 있는 점도 많은 구급 병원에서는 없는 장점입니다. 그러나 리허빌리 전문병원은 의사의 손이 부족한 점이 있습니다. 따라서 급변시에 적절한 처치를 받을 수 있는지 합병증 등에 대해 중요한 치료가 가능한 지, 퇴원 후에 통원한다고 해도 재발 예방을 위해 충분한 치료를 받을 수 있는지 어떨지 등이 문제입니다.

좋은 방법을 말한다면 리허빌리 전문병원이 다른 일반 병원과 충분히 연계가 취해져 있으면 좋겠죠. 또 리허빌리 전문병원은 퇴훤 후, 다른 병원이라도 상관없습니다만, 뇌졸중 전문의에게 경과를 보여볼 수 있는 상황이 좋다고 말할 수 있겠죠.

뇌졸중 검사

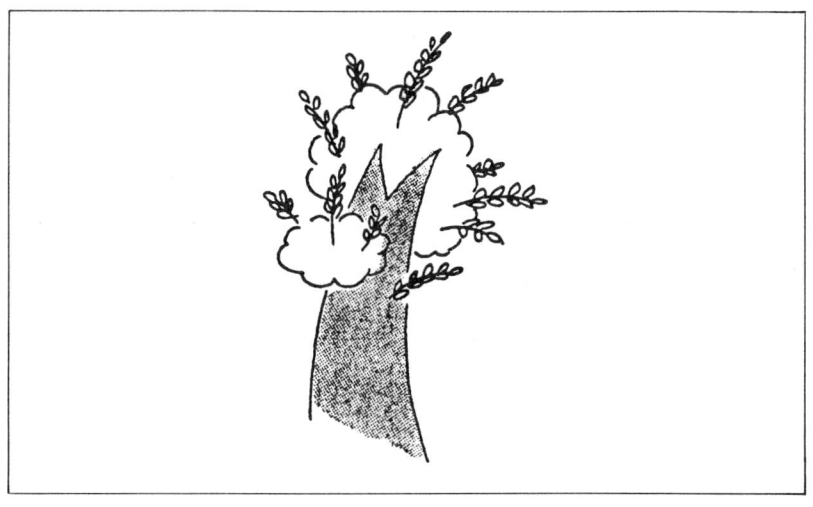

Q 고혈압으로 약을 먹고 있습니다만 뇌경색의 진단에 훌륭한 효과를 나타내는 MRI는 의뢰하면 검사를 받을 수 있습니까?

A 건강 보험을 사용해 받는 것은 어렵겠죠. 현재 우리 나라의 제도로는 증상없이 검사를 받으려고 건강 보험을 사용할 수 없게 되어 있습니다. 또 어느 병원에서도 MRI 검사가 필요한 사람이 많으므로 흥미만으로 MRI를 찍고 싶다고 하면 무리겠죠.

귀하와 같은 증상이 있다면 가능합니다. 어쨌든 의사와 잘 상담해 주십시오.

Q MRI 검사는 의식 불명인 경우에는 불가능합니까? 검사 중 움직이면 안 된다고 들었습니다만…….

A 검사는 가능합니다. 검사 중 움직이지 않도록 경우에 따라서는 머리를 밴드 등으로 고정합니다. 또 상당히 시간이 걸리므로 검사 중 주치의 등이 입회해서 충분히 주의를 기울여 촬영을 실시할 필요가 있습니다.
이 검사는 체내에 금속이 들어가 있는 사람(예를 들면 뇌동맥류에 클립을 끼우거나 골절 치료를 위해 금속이 들어 있거나 페이스 메이커를 넣고 있는 사람 등)에게는 할 수 없습니다.

Q 뇌졸중으로 구급 병원으로 옮겨졌습니다. 거기서 CT를 찍고, 병원으로 옮기기 전에도 CT를 찍었습니다만, X선의 해는 없습니까?

A 뇌졸중의 급성기에는, 경우에 따라서 비록 같은 병원에서도 몇 번이나 CT를 찍을 필요가 생깁니다. 2~3회의 검사에서는 환자가 임신이 아니라면 X선의 해를 걱정할 필요는 없다고 생각합니다.

Q 혈관 조영은 후유증이 있는 검사라고 들었습니다만 그래도 경우에 따라서는 필요합니까? 고통도 따른다고 했는데, 마취하지 않습니까?

A 마취는 국소 마취입니다만, 소아나 경우에 따라서는 성인도 전신 마취로 실시하는 사람도 있습니다. 확실히 큰 검사입니다만, CT나 MRI로는 알 수 없는 결과를 볼 수 있습니다. 그리고 뇌동맥류, 뇌동정맥 기형 혹은 경동맥의 협착(좁아지는 것) 등에서는, 수술 적응의 결정이나 미리 수술 후의 상태를 판정하기 위해, 어쨌든 하지 않으면 안 되는 경우도

많습니다. 역시, 검사 전에 반드시 사용하는 조영제에 환자가 알레르기 반응을 나타내지 않는지를 체크합니다.

Q 혈관 조영은 고령자에게는 실시하지 않는 일도 있는 것 같습니다만, 그 이유는 무엇입니까?

A 혈관벽이 약해져, 나중에 지혈이 어렵거나 혈관이 흐물흐물해져 후유증이 생기기 쉽기 때문입니다. 비록 병을 발견해도 특히 수술에 견딜 수 없다고 생각되는 고령자에게는, 혈관 조영은 굳이 실시하지 않는 일도 드물게 있습니다. 어쨌든 이것은 경우에 따라 다르고, 한마디로 이야기할 수는 없습니다. 주치의와 환자, 환자가 의식이 없거나 심하게 정신이 흐려지면, 주치의와 잘 상담해 결정합니다.

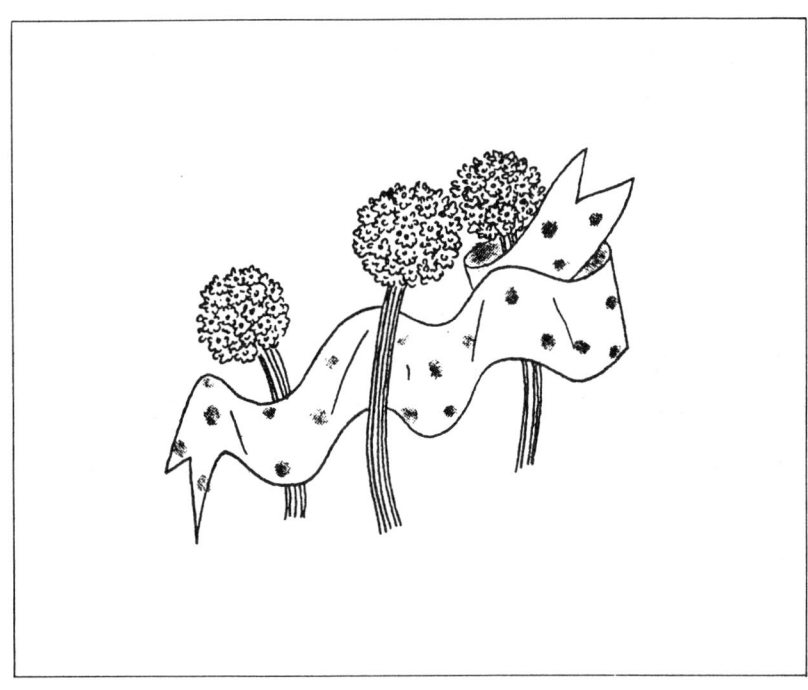

의사의 선택법
병원을 고르는 법

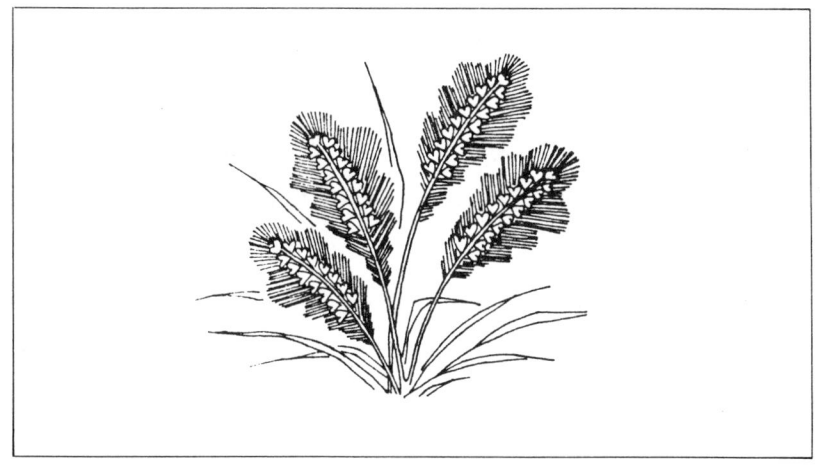

Q 건강 진단은 고혈압이라고 합니다. 한 번 의사에게 진찰받고 싶지만, 어디로 가면 좋습니까?

A 먼저 가장 가까운 곳의 의사, 또는 의무실이 있으면 그 의사에게 상담하는 것이 좋다고 생각합니다. 식사 요법만으로 상태를 볼 것인지, 약을 먹을지에 대한 결정, 약을 처음 복용하는 시기에는 특히 빈번히 혈압 체크가 필요합니다. 자택이나 근무처에서 먼 병원, 시간이 많이 제한되는 큰 병원, 기다리는 시간이 오래 걸리는 병원보다는, 먼저 가까운 의사에게 진찰받고, 그 후의 일은 그 의사의 지시에 따르면 좋습니다.

Q 대학 병원이나 종합 병원, 개인 병원의 각각의 장점, 단점을 알려 주십시오.

A 병원의 종류·중증도에 따라 틀립니다. 뇌졸중이라면 한번은 CT 등의 검사를 받는 것이 좋으므로, 근처의 대학 병원이나 종합 병원, 큰 개인 병원에 CT가 있으면, 그곳을 가면 좋겠죠. 경증으로 증상이 거의 없어지면, 그 후에는 근처의 의사에게 부탁해도 좋다고 생각합니다. 병원을 옮기던가 의사를 바꿀 때는 전의 의사에게 경과를 써서 받고 만일 재발할 때는 또 그 병원에서 진찰받을 수 있는 것을 갖추어 두십시오.

Q 고혈압이라고 합니다. 근처에 의사가 없어서 대학 병원에서 진찰받고 싶다고 생각합니다. 무슨 과(科)에 가면 좋겠습니까?

A 이것은 한마디로 대답하기 어려운 질문입니다. 대학 병원은 내과라 할 지라도 순환기 내과, 위 내과, 내분비 내과 등 여러 가지로 나뉘어져 있기 때문입니다. 여러 가지 원인의 고혈압이 있고, 고혈압만이 아니라, 합병증을 갖고 있는 환자가 많으므로, 경우에 따라 과가 다릅니다. 만약 고혈압 이외에 특별히 아픈 곳이 없으면, 순환기 혹은 위 내과가 좋겠죠. 잘 모른다면 아무 내과라도 좋으니 방문해 주십시오. 필요한 경우는 그 전문과에서 다른 내과로 바꿔줄 것입니다. 또 병원에 따라서는 접수 간호사 등이 있어, 환자의 증상을 잘 들은 후에 적당한 지시를 해주기도 합니다.

Q 남편이 쓰러져 구급 병원으로 옮겨졌습니다. 의사도, 간호사도 언제나 바쁜 것 같아, 남편 일을 묻지 못했습니다. 다른 병원으로 옮기고 싶습니다만…….

A 먼저 용기를 내서, 담당 의사에게 자세히 이야기를 듣고 싶은데 며칠 몇 시경 물어보면 좋을지 약속을 받으십시오.

갑자기 찾아가면 선생님은 환자 한 사람만을 돌보는 것이 아니므로,

충분한 시간을 가질 수 없을 지도 모릅니다. 외래로 바쁠 때 등은 매우 무리한 이야기라 해도 좋겠죠.

  약속을 하는 법은, 간호사를 통해, 또는 선생님에게 직접, 또 전화로도 상관없으므로 형편을 듣고, 약속을 정해 받습니다. 그리고 전해 듣고 싶은 것을 메모해서 가십시오. 병원을 옮기는 것은 그 다음입니다.

```
판 권
본 사
소 유
```

뇌졸중 예방과 치료법

2018년 5월 25일 인쇄
2018년 5월 30일 발행

지은이 | 현대건강연구회
펴낸이 | 최　상　일
펴낸곳 | 태 을 출 판 사
서울특별시 중구 신당6동 52-107(동아빌딩내)
등 록 | 1973 1.10(제4-10호)

ⓒ2009. TAE-EUL publishing Co.,printed in Korea
※잘못된 책은 구입하신 곳에서 교환해 드립니다

■ 주문 및 연락처
우편번호 100-456
서울 특별시 중구 신당 6동 제52-107호(동아빌딩내)
전화: 2237-5577 팩스: 2233-6166

ISBN 89-493-0379-5　　13510